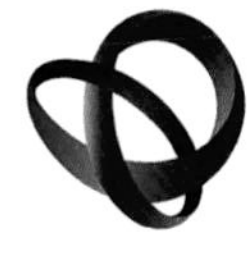

河南省科学技术协会科普出版资助·科普中原书系

泌尿生殖肿瘤系列科普丛书

膀胱肿瘤图解

主编　丁德刚　张晓利

郑州大学出版社

图书在版编目(CIP)数据

膀胱肿瘤图解 / 丁德刚, 张晓利主编. — 郑州：郑州大学出版社, 2023.6
（泌尿生殖肿瘤系列科普丛书）
ISBN 978-7-5645-9703-0

Ⅰ. ①膀… Ⅱ. ①丁… ②张… Ⅲ. ①膀胱肿瘤—诊疗—图解 Ⅳ. ①R737.14-64

中国国家版本馆CIP数据核字(2023)第080847号

膀胱肿瘤图解
PANGGUANG ZHONGLIU TUJIE

策划编辑	张　楠	封面设计	苏永生
责任编辑	张　楠　张馨文	版式设计	苏永生
责任校对	吕笑娟	责任监制	李瑞卿

出版发行	郑州大学出版社	地　　址	郑州市大学路40号(450052)
出 版 人	孙保营	网　　址	http: //www. zzup. cn
经　　销	全国新华书店	发行电话	0371-66966070
印　　刷	河南瑞之光印刷股份有限公司		
开　　本	787 mm×1 092 mm　1 / 16		
印　　张	8	字　　数	67 千字
版　　次	2023 年 6 月第 1 版	印　　次	2023 年 6 月第 1 次印刷

书　　号	ISBN 978-7-5645-9703-0	定　　价	169.00 元

本书如有印装质量问题, 请与本社联系调换。

推荐专家简介

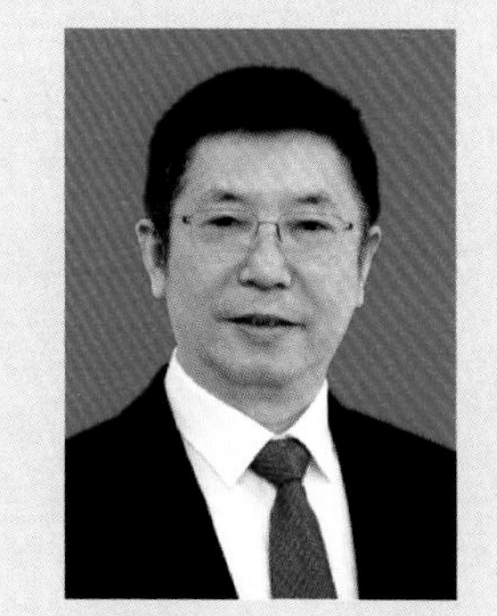

张旭

主任医师、教授、博士生导师

★中国科学院院士

★解放军总医院泌尿外科医学部主任

★中华医学会泌尿外科分会候任主任委员

★中央保健委员会专家组成员

★《微创泌尿外科杂志》主编

推荐专家简介

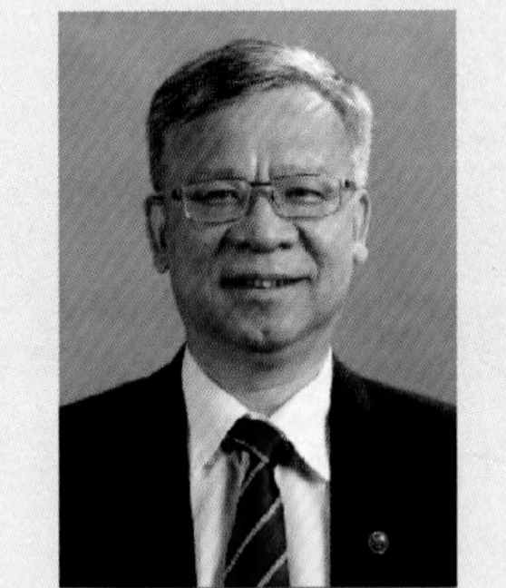

黄健

主任医师、一级教授、博士生导师

★中山大学孙逸仙纪念医院泌尿外科主任

★中华医学会泌尿外科学分会主任委员

★ CUA 肿瘤学组组长

★中国膀胱癌联盟主席

★《 中华泌尿外科杂志 》总编辑

序 一

《“健康中国 2030”规划纲要》指出：“要调整优化健康服务体系，强化早诊断、早治疗、早康复，坚持保基本、强基层、建机制，更好满足人民群众的健康需求”。对于疾病的早诊断、早治疗，人民群众自我健康意识和能力的提高也很关键。丁德刚教授及其医护团队在繁重的临床工作之余，结合多年医患沟通及健康宣教经验编著的这样一部丛书，契合了我们目前健康事业发展的需要。本丛书绘制了大量的精美图片，辅以通俗易懂的文字，方便群众了解泌尿生殖系疾病的发生、发展、治疗和转归过程，消除对未知疾病的恐惧，增强自我健康预防及科学就医意识。我们相信该丛书的出版会为有需求的群众带来福音，为“强化早诊断、早治疗、早康复”的人民健康伟大事业发展理念增砖添瓦。

2022 年 11 月

编委会名单

主　编　丁德刚　张晓利

副主编　程　劼　刘中华　单　磊　王飞杰　闫天中　徐亚静

编　委　（以姓氏笔画排序）

王　璐　王小青　王志峰　王俊杰　王俊鹏　申园园　刘建军
刘玲只　齐　贞　杜　涛　杨　娜　杨瑞洁　张倍倍　姜红霞
姚　燕　贾文文　黄丽洁　常小霞　楚银萍

主编简介

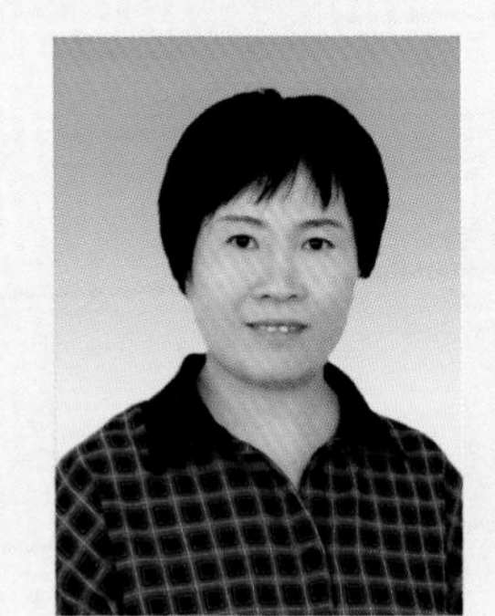

张晓利

副主任护师、硕士生导师

★河南省人民医院泌尿外科　科护士长

★河南省护理学会外科护理分会委员

★中国医师协会泌尿外科医师分会护理协作组委员

★海峡两岸医药卫生交流协会护理分会泌尿外科护理学组委员

主编简介

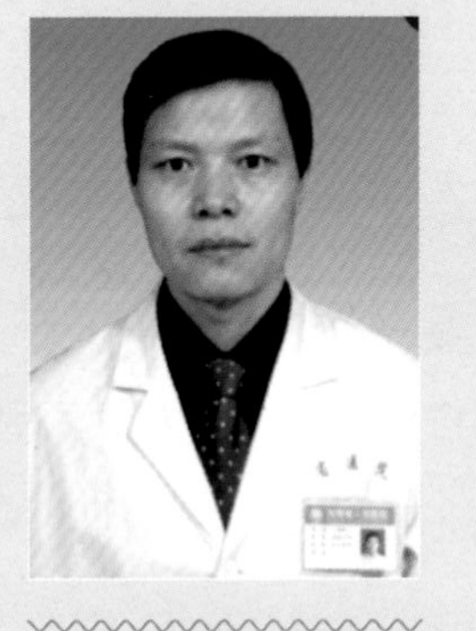

丁德刚

主任医师、二级教授

★河南省人民医院泌尿外科研究所所长、科室主任

★中国医师协会泌尿外科医师分会常委

★中国抗癌协会泌尿外科专业委员会委员

★中国临床肿瘤学会前列腺癌专家委员会委员

★河南省医师协会泌尿外科医师分会会长

★河南省抗癌协会泌尿外科专业委员会副会长

★《临床泌尿外科》《现代泌尿生殖肿瘤》《器官移植》《微创泌尿外科》《中华实用诊断与治疗》等杂志编委

第一节 膀胱肿瘤概述

膀胱肿瘤是我国泌尿外科临床上最常见的肿瘤之一，可以发生在任何年龄，45岁之后发病率逐渐升高，男性55岁之后发病率明显升高，发病高峰在85岁之后。

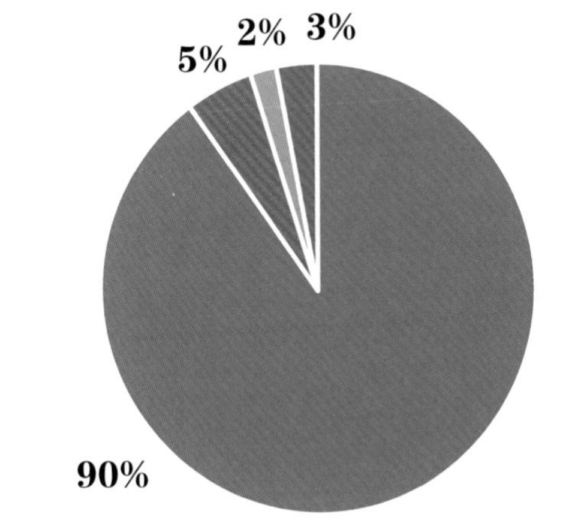

膀胱肿瘤的组织病理学类型占比

膀胱肿瘤中，尿路上皮癌占90%以上，鳞癌约占5%，腺癌约占2%，其次还有较少见的小细胞癌、混合型癌、癌肉瘤及转移型癌。

泌尿系统简介

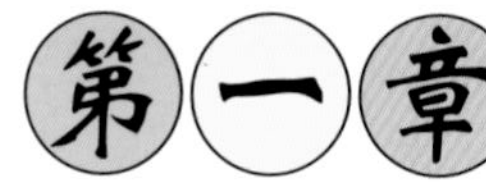

认知

目录

序　二

丁德刚教授长期致力于泌尿生殖系肿瘤防治工作，专业成绩丰硕。欣闻其医护团队编写“泌尿生殖肿瘤科普丛书”，将编者们所擅长的精深专业知识，另辟蹊径，利用通俗易懂的语言和图画，着眼于泌尿生殖系肿瘤防治的健康宣教工作，部分填补了国内泌尿生殖系肿瘤防治领域专业书籍的空白。健康科普不仅能够预防疾病的发生，还有助于疾病的科学诊治。我们希望更多的专业同道，像丁德刚教授团队一样，在繁重的临床工作之余，积极参与到疾病的预防、早期诊断和早期科学治疗的工作中，将健康知识传递给有需要的人民群众。本丛书图文并茂，精简易懂，精准对接人民群众的健康需求，相信该书的出版将有助于泌尿生殖系肿瘤的早发现、早治疗，畅通医患沟通渠道。

2022 年 11 月

前 言

《膀胱肿瘤图谱》是创作团队根据《2019 版中国泌尿外科和男科疾病诊断治疗指南》编撰的科普读物，本书以言简意赅、图文并茂的形式向大众展示了什么是膀胱肿瘤、膀胱肿瘤流行病学、诊断技术、治疗策略、围手术期注意事项、术后随访及并发症的识别等专业问题，不但是医护人员向膀胱肿瘤病友科普宣教的范本，也是罹患膀胱肿瘤病友获得相关专业知识的途径之一。

好发部位：膀胱肿瘤多发生于膀胱三角区及膀胱侧壁，主要症状表现为血尿、排尿困难及膀胱刺激征，对生活质量的影响较大。

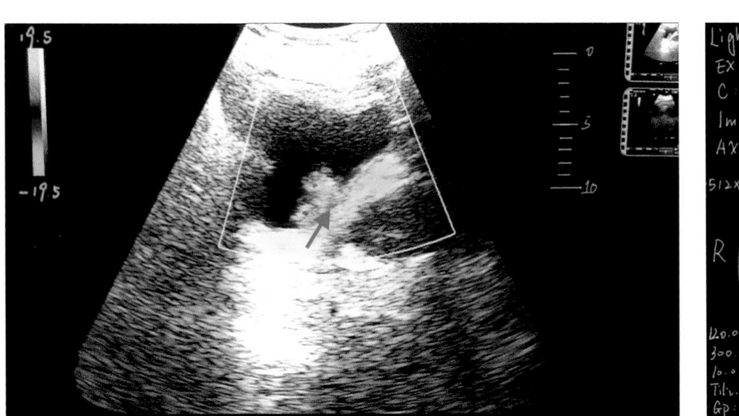

a. 超声下膀胱肿瘤形状表现

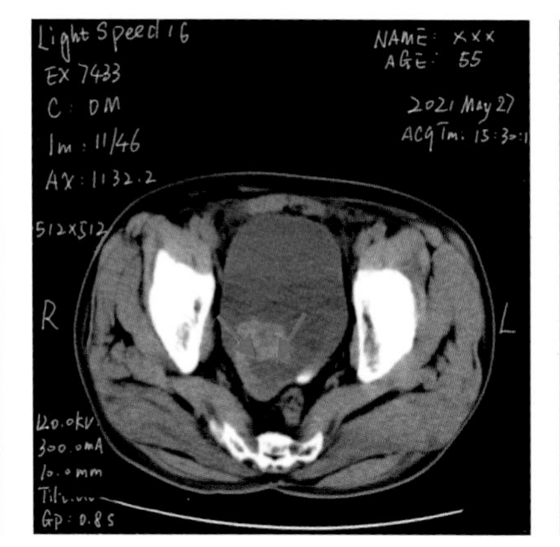

b.CT 下膀胱肿瘤表现

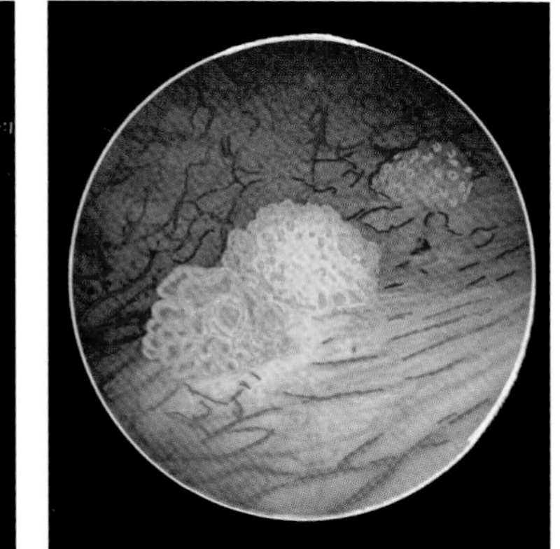

c. 膀胱镜下膀胱肿瘤表现

膀胱肿瘤的形态

第二节 流行病学

膀胱肿瘤是全球第九大常见肿瘤。

中国发病率为5.80/10万，城市高于农村。

男性发病率8.83/10万。

女性发病率2.61/10万。

第三节 病因学

病因 1：吸烟史

膀胱肿瘤的发生是复杂、多因素、多步骤的病理变化过程，既有内在的遗传因素，又有外在的环境因素。

50% 膀胱肿瘤与吸烟有关。其发生率与吸烟强度和时间成正比，吸烟者发生率增加 2~3 倍。职业因素占 20%，其他因素占 30%。

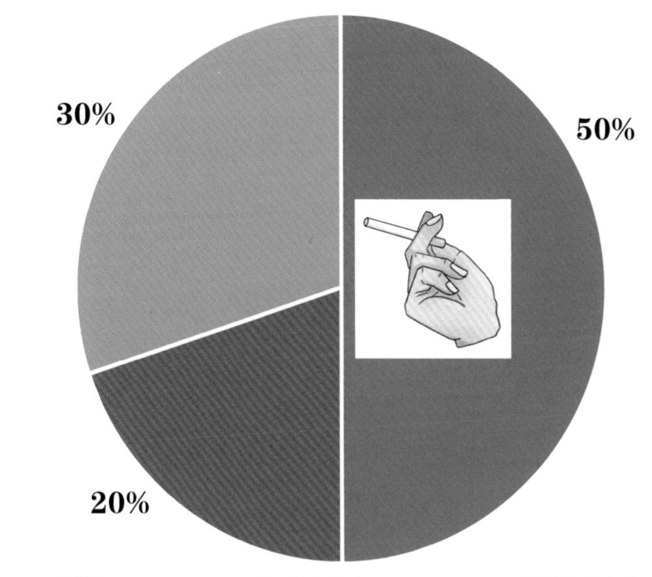

病因占比

病因2：职业因素

20%膀胱肿瘤与职业有关，包括从事纺织、染料制造、橡胶化学、药物制剂和杀虫剂生产、油漆、皮革及铝和钢生产。此外，烟囱清扫工、印刷工人也是高发人群。

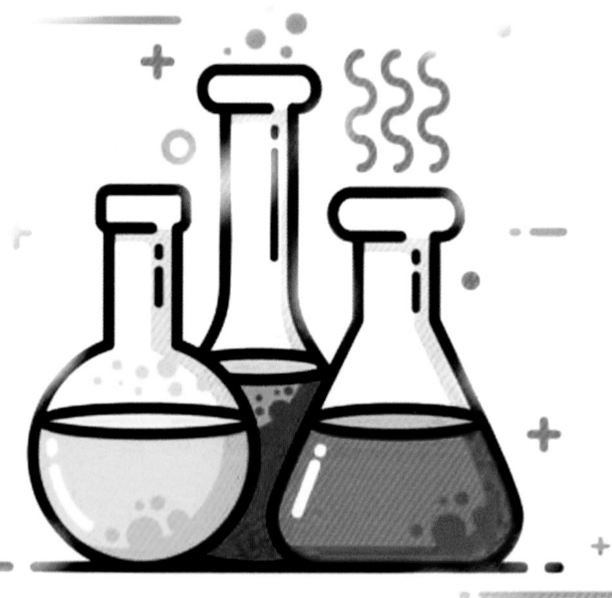

肿瘤发生与接触某些物质有关

病因 3： 膀胱慢性感染

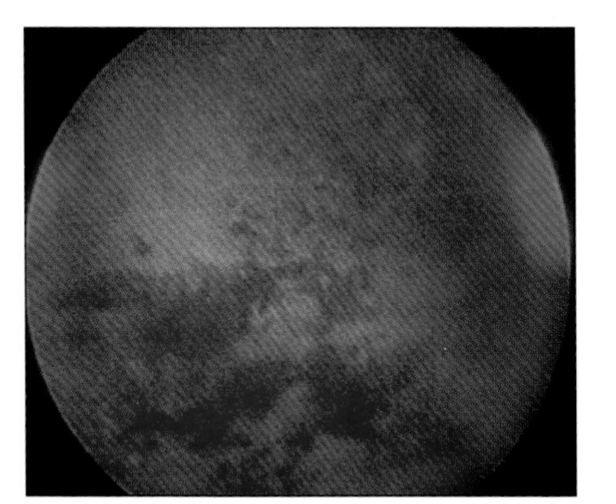
a. 膀胱镜下炎症表现 I

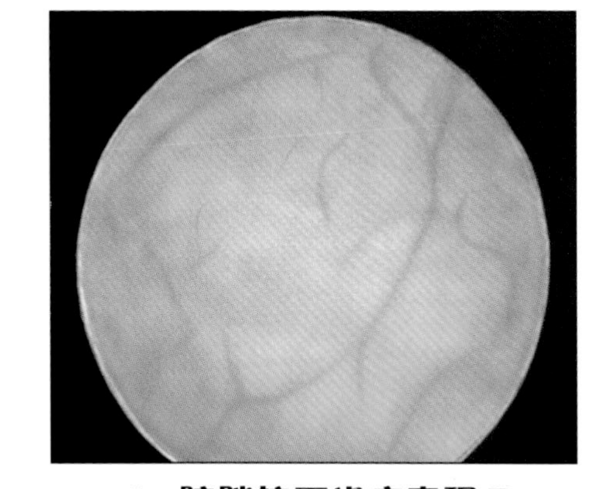
b. 膀胱镜下炎症表现 II

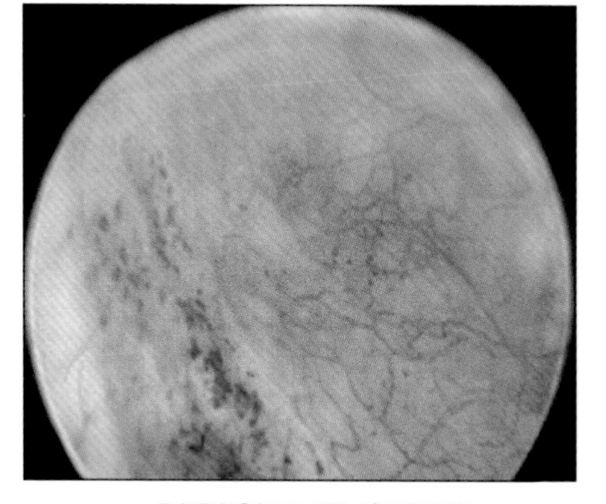
c. 膀胱镜下炎症表现 III

膀胱镜下的膀胱炎症表现

可能的致病因素：异物刺激、慢性炎症、寄生虫病、人乳头瘤病毒（HPV）感染、长期镇痛药物应用、染发、饮用咖啡、高人造甜味剂及高脂、高胆固醇饮食等。

病因4：遗传因素

膀胱肿瘤的发生可能与遗传有关，如果父母、（外）祖父母发生膀胱肿瘤，孩子发生率增至2倍。

建议有家族史的家庭成员高度警惕！必要时体检。

祖父母

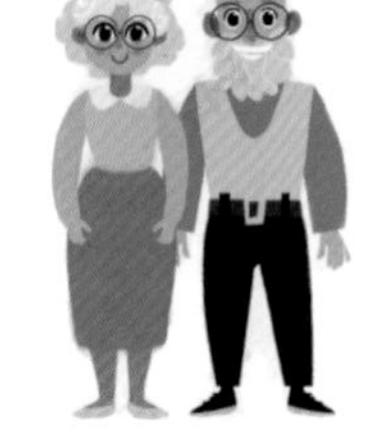

外祖父母

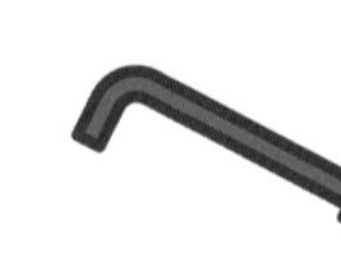

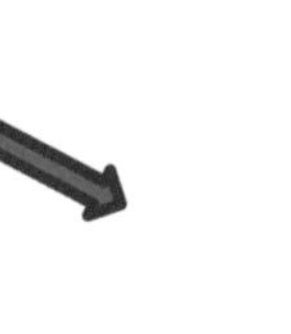

父母

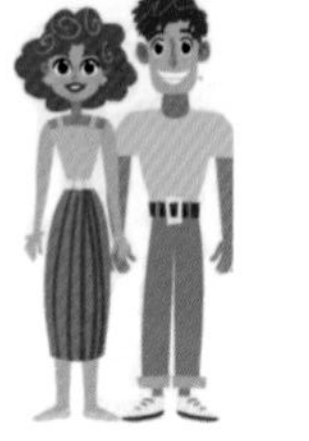

孩子

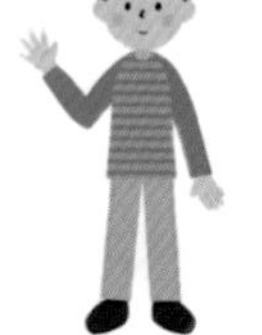

遗传因素

病因 5：某染色体片段失常致基因突变

正常膀胱细胞恶变开始于细胞 DNA 的改变。与膀胱癌相关的基因包括 *HER-2*、*HRAS*、*Bcl-2*、*FGFR3*、*C-myc*、*MDM2*、*MDM4*、*MSH2*、*APE1*、*GTSE1* 等。

膀胱肿瘤发生的另外一个重要分子机制是编码调节细胞生长、DNA 修复或凋亡的蛋白抑制基因失活，使 DNA 受损的细胞不发生凋亡，导致细胞生长失控。

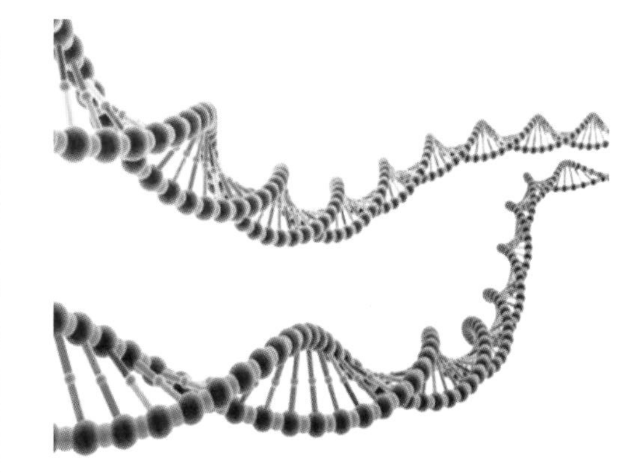

与膀胱癌有关的基因

病因6：原发上尿路肿瘤

肾盂肿瘤

原发上尿路肿瘤治疗后，患膀胱肿瘤累计肿瘤发生风险达15%~50%。

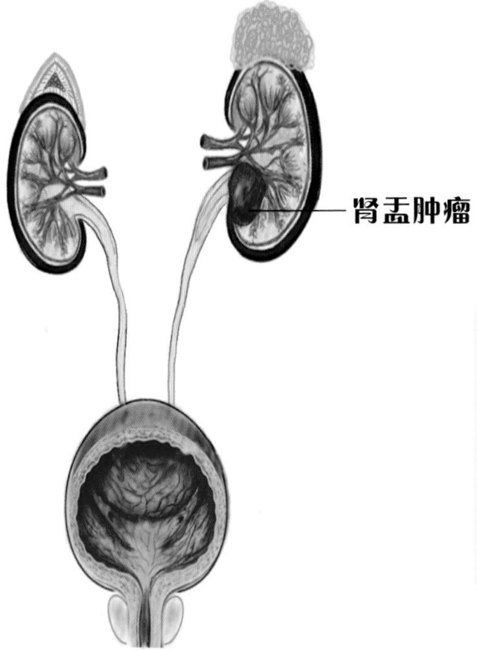

输尿管肿瘤

肾盂肿瘤

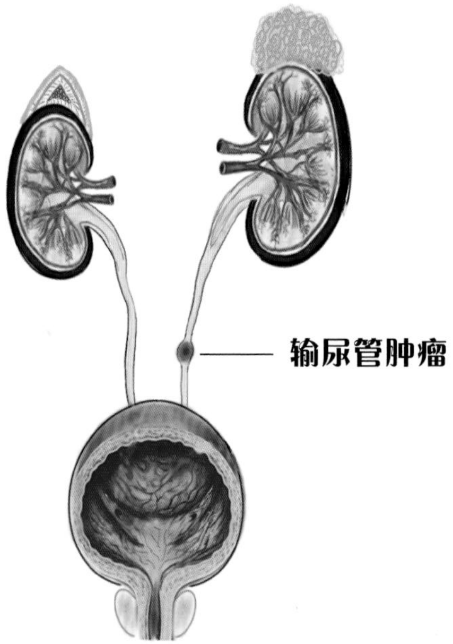

输尿管肿瘤

第四节 临床分期和病理分级

膀胱肿瘤的分级与其复发和侵袭性密切相关。1973年，膀胱肿瘤组织学分级法根据肿瘤细胞的分化程度分为高分化、中分化、低分化3级，分别用Grade1、Grade2、Grade3或G1、G2、G3表示。

表 1-1 世界卫生组织 1973 膀胱肿瘤乳头状瘤分级系统

乳头状瘤	
尿路上皮肿瘤 1 级	分化良好
尿路上皮肿瘤 2 级	分化中等
尿路上皮肿瘤 3 级	分化不良

临床上以尿路上皮肿瘤多见，占90%以上，因此本书以尿路上皮肿瘤为例。膀胱肿瘤TNM分期包含以下3种情况。

TNM分期是判断预后最有价值的指标之一

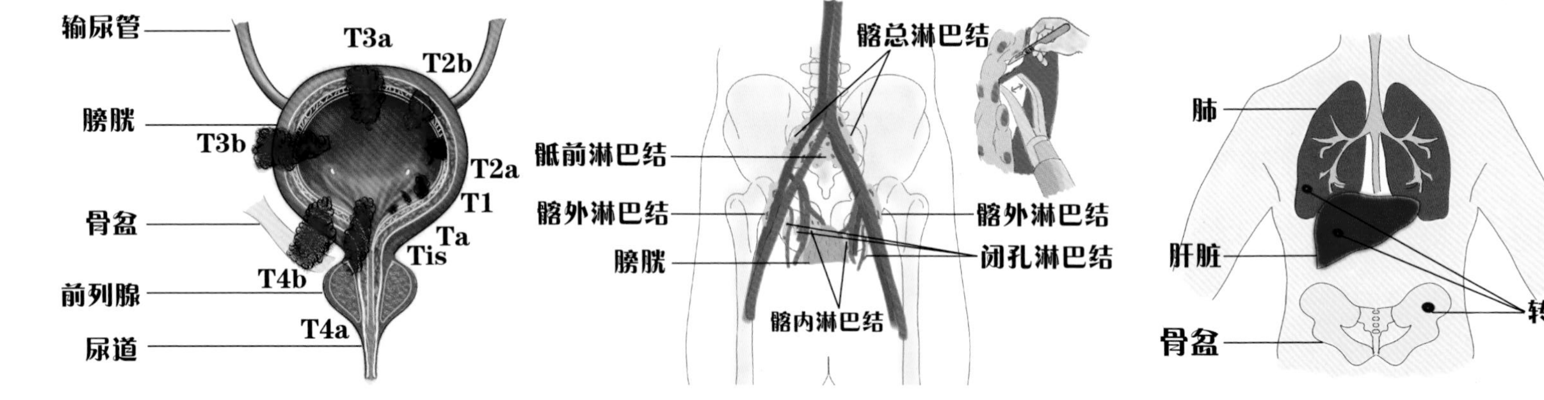

TNM分期

表 1-2 膀胱肿瘤的 TNM 分期（T）

T（原发肿瘤）
Tis 原位癌
Ta 非浸润性乳头状癌
T1 侵犯上皮下结缔组织
T2a 侵犯浅肌层
T2b 侵犯深肌层
T3a 显微镜下发现侵犯膀胱周围组织
T3b 肉眼可见侵犯膀胱周围组织
T4a 侵犯前列腺、精囊、子宫、阴道
T4b 侵犯骨盆或腹壁

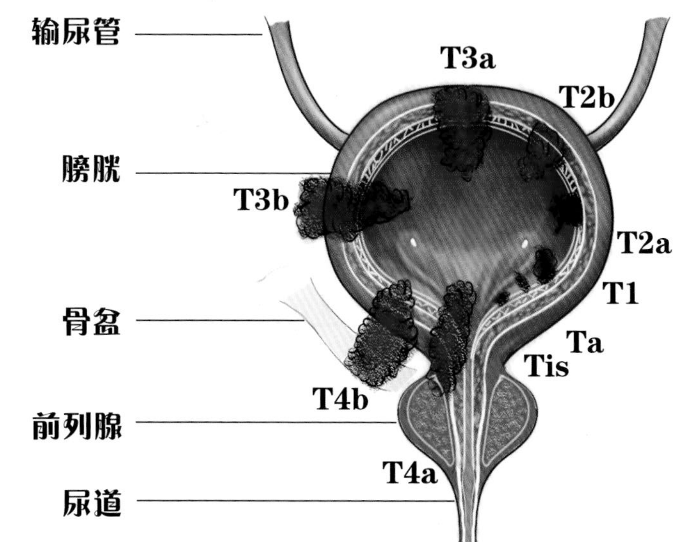

原发肿瘤局部浸润图（T）

表 1–3　膀胱肿瘤的 TNM 分期（N）

N（区域淋巴结）
Nx 无法评估区域淋巴结转移
N0 无区域淋巴结转移
N1 真骨盆单个淋巴结转移
N2 真骨盆多个淋巴结转移
N3 髂总淋巴结转移

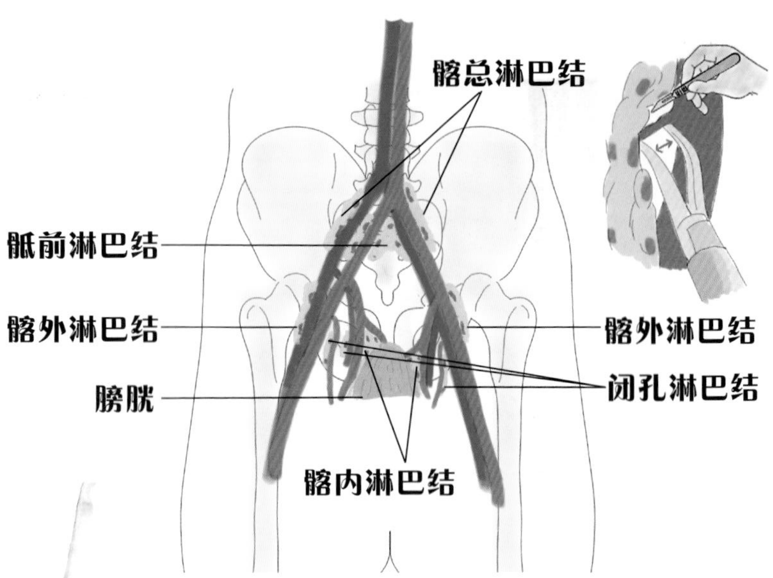

区域淋巴结转移图（N）

表 1–4 膀胱肿瘤的 TNM 分期（ M ）

M（ 远处转移 ）	
M0	无远处转移
M1a	区域以外的淋巴结转移
M1b	其他远处转移

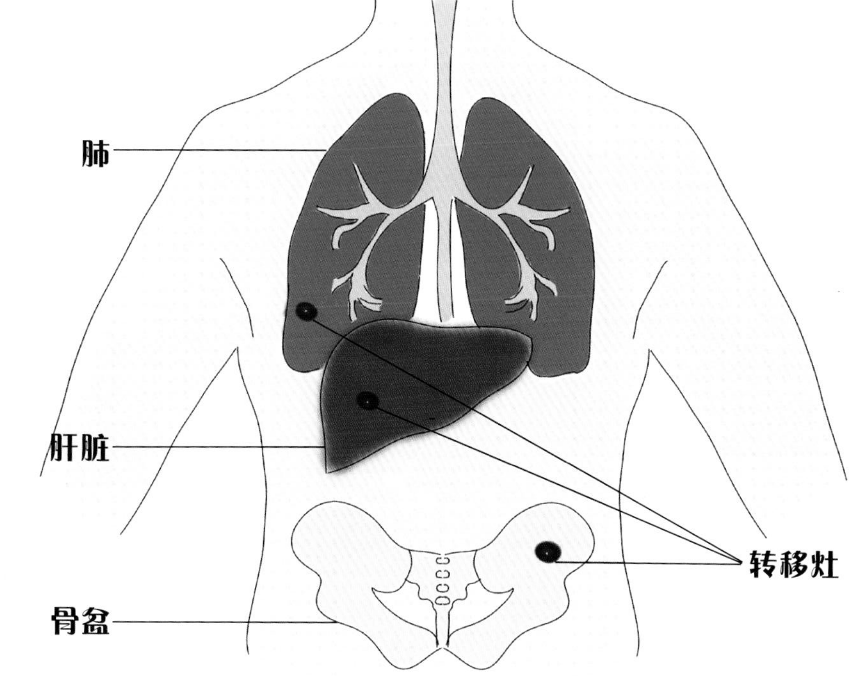

全身其他脏器转移图（ M ）

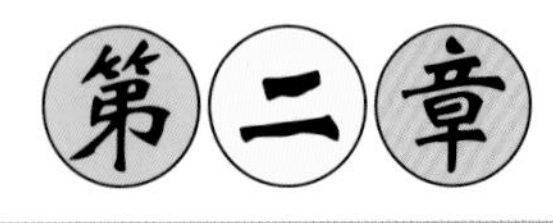

临床表现

第一节 症状

症状1：间歇性、无痛性全程血尿

血尿是最常见的症状，80%~90%病友是以全程间歇性、无痛性血尿为首发症状。表现为肉眼可见血尿或镜下血尿。

血尿出现的时间及出血量与肿瘤恶性程度、分期、大小、数目、形态并不一致。

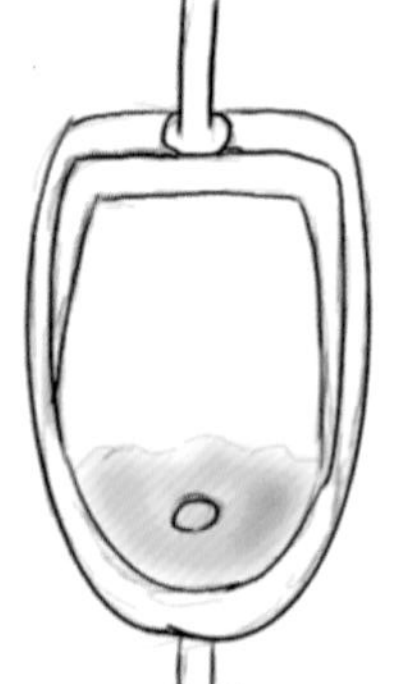

膀胱肿瘤常见症状 1

症状2：膀胱刺激症状（尿频、尿急、尿痛）和骨盆疼痛

另一类是以尿频、尿急、尿痛（膀胱刺激症状）为首发症状；骨盆疼痛，常与弥漫性膀胱肿瘤和浸润性膀胱肿瘤有关。

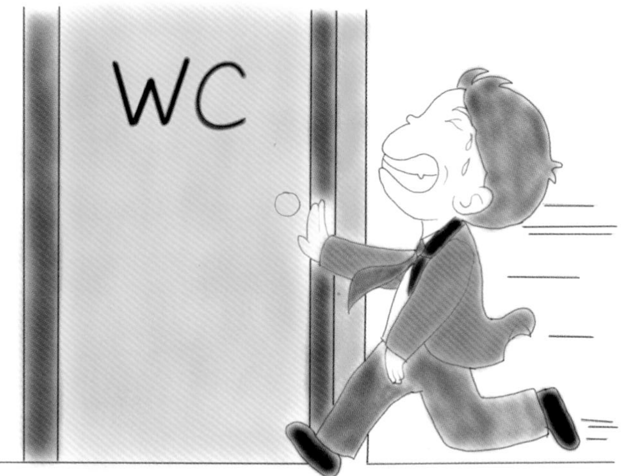

膀胱肿瘤常见症状 2

症状3：腰腹部疼痛、尿潴留、下肢水肿、体重下降

血块或肿瘤阻塞输尿管导致腰腹部疼痛，阻塞膀胱出口导致尿潴留；肿瘤阻塞淋巴管导致下肢水肿；体重下降与机体消耗过多有关。

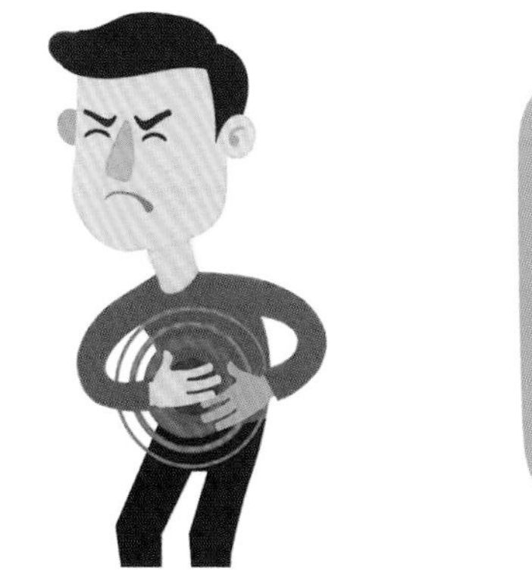

a. 腰腹部疼痛

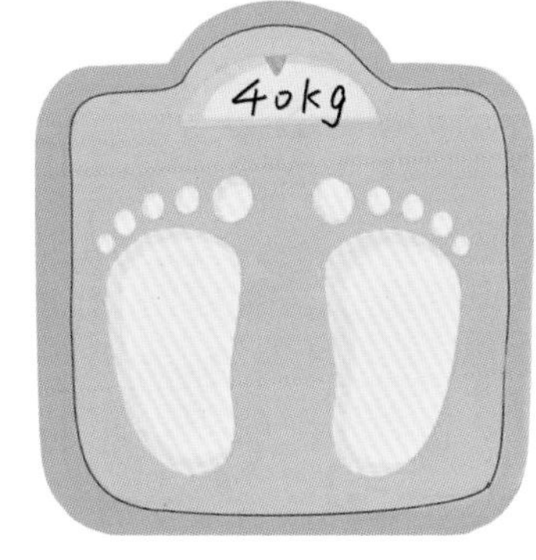

b. 体重下降

膀胱肿瘤常见症状 3

第二节 体征

体征：盆腔包块

膀胱肿瘤一般无临床体征，体检时发现盆腔包块是局部进展的证据。

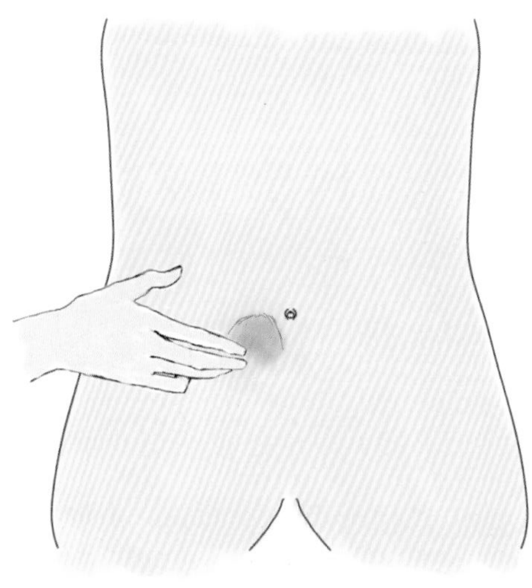

盆腔包块

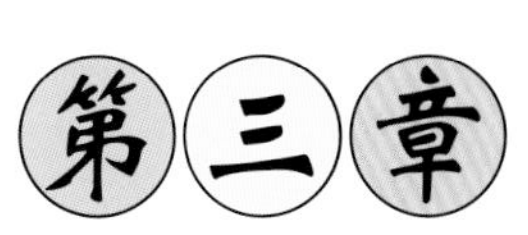

检验检查

第一节 专科检验

专科检验1：血液检验

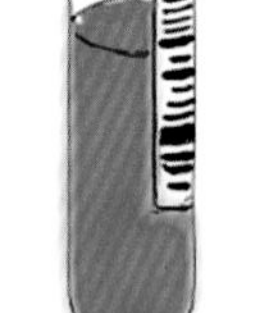
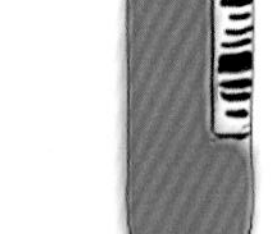
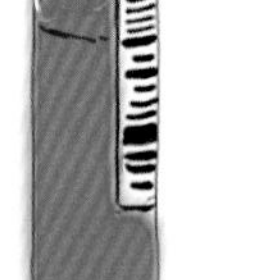

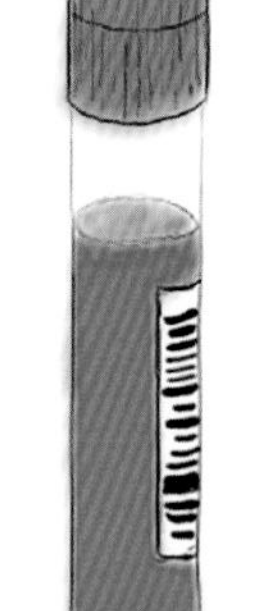

a. 血常规　b. 凝血功能　c. 肝肾功能　d. 病毒学　e. 肿瘤标记物

常见专科检验

专科检验2：尿液检验

尿细菌培养目的：

评估尿液内有无细菌生长、细菌的种类及敏感药物。

尿细菌培养要求：

留取晨尿的中段尿部分，且在抗生素应用前留取。

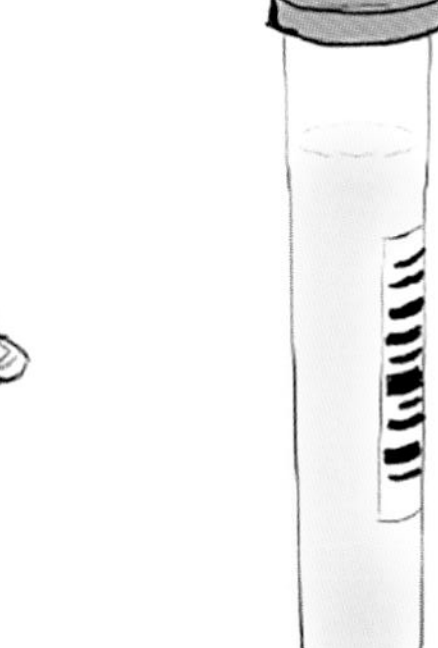

尿细菌培养

尿常规

尿常规检验目的：

评估尿液内生化指标、有无细菌生长等。

尿常规要求：

留取晨尿的中段尿部分。

专科检验3：尿脱落细胞学

尿脱落细胞学要求留取新鲜尿液50~200毫升。

目的是查找肿瘤细胞。特异性为85%~100%。敏感性为13%~75%。

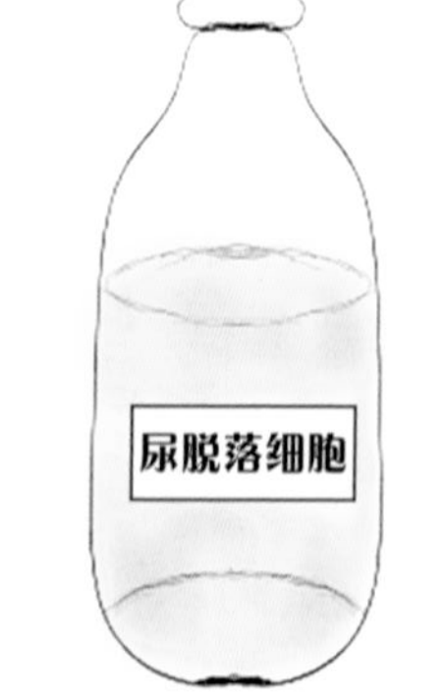

尿脱落细胞学　尿荧光原位杂交

专科检验4：尿荧光原位杂交

尿荧光原位杂交又称尿FISH，要求留取新鲜尿液200毫升。

尿FISH优点是可以无创检查膀胱癌，敏感性和特异性较高。缺点为结石、膀胱炎、放疗可降低其特异性。

第二节 专科检查

膀胱肿瘤诊断简介

专科检查 1：泌尿系统超声

超声是首选的检查，其敏感性为 63%~98%，其特异性为 99%，缺点是不能诊断原位癌。

专科检查 2：泌尿系统 CT

CT 诊断膀胱肿瘤和评估浸润范围有一定价值。

专科检查3：泌尿系统核磁共振

核磁共振可以用来评估肿瘤是否浸润周围组织及程度。

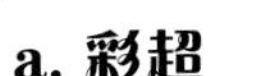

a. 彩超

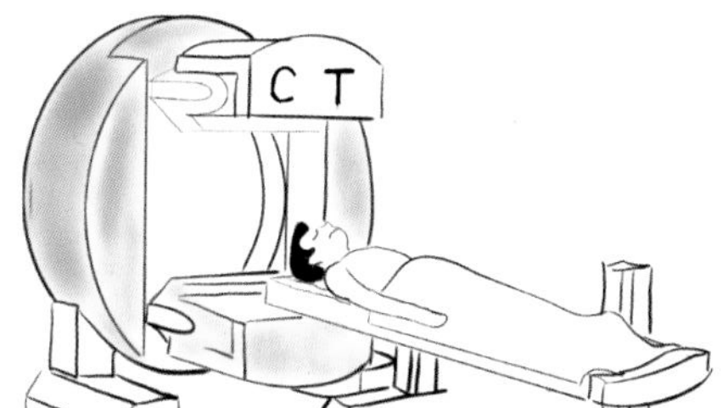

b.CT 检查

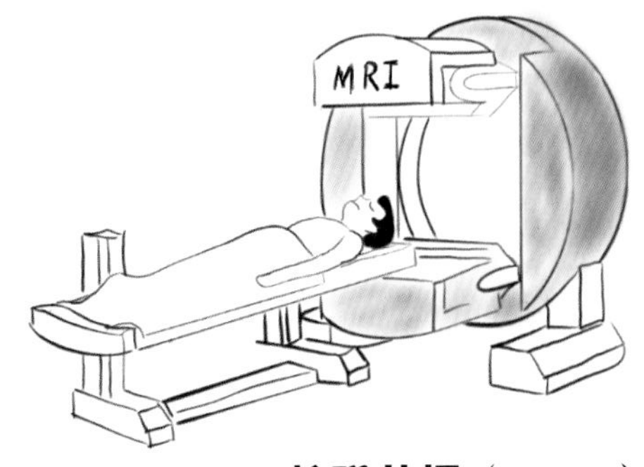

c. 核磁共振（MRI）

常见专科检查

专科检查 4：全身骨显像或 PET-CT

全身骨显像是目前临床上检测骨转移最常用的方法，目的是明确肿瘤分期。PET-CT 在术前淋巴结转移及软组织肿块的鉴别诊断、术后随访等方面具有优势。

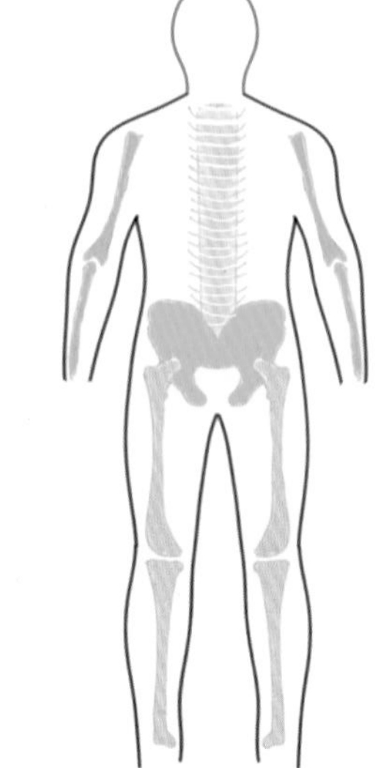

全身骨显像

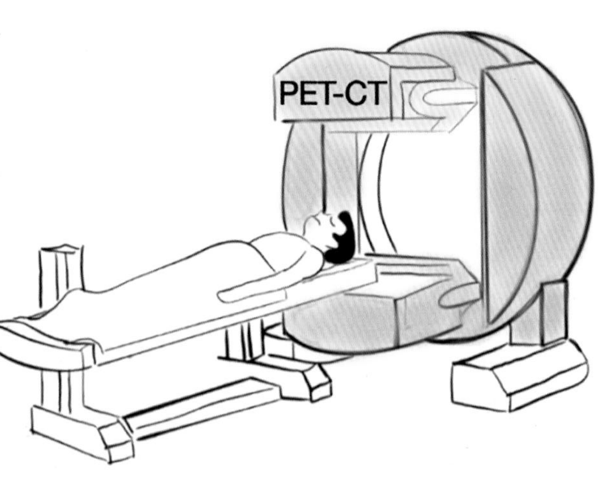

PET-CT

专科检查 5：胸部正侧位片

胸部正位片目的是评估病友双肺有无明显异常。

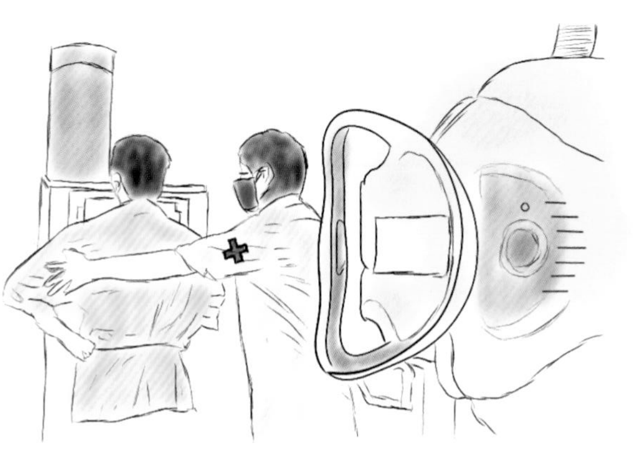

胸部正侧位片

如需评价是否有肺部转移，建议行肺部CT。

专科检查 6：心电图检查

心电图检查目的是评估患者的心功能是否耐受手术。

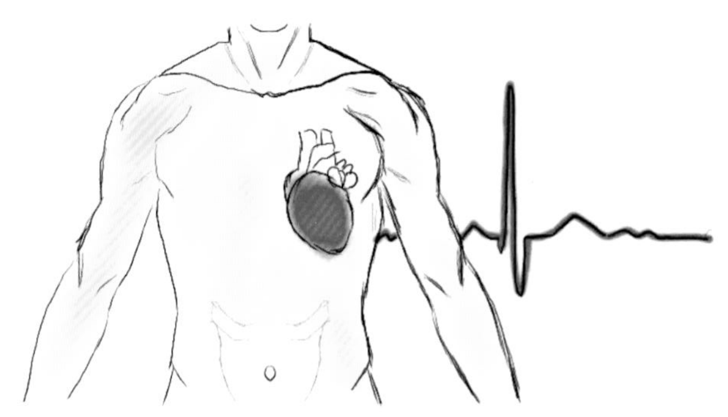

心电图检查

专科检查 7：膀胱镜及组织活检

膀胱镜检查的意义是可以明确肿瘤数目、大小、形态、部位及膀胱黏膜情况。

膀胱镜活检的意义是对可疑部位取样，进行病理学诊断。

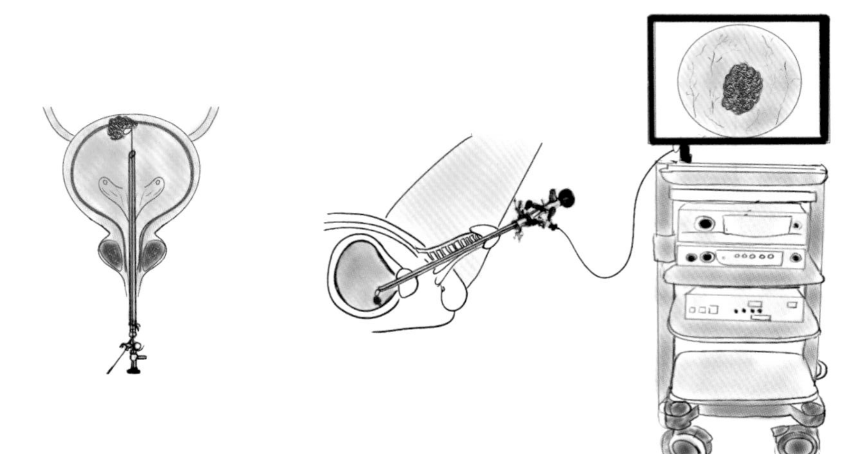

膀胱镜及组织活检

专科检查 8：组织活检的病理学检查

病理学检查的意义是明确肿瘤的组织学类型及分级，是膀胱肿瘤诊断金标准。

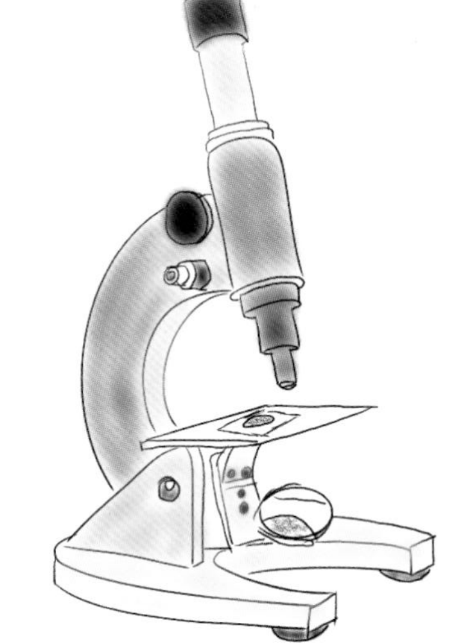

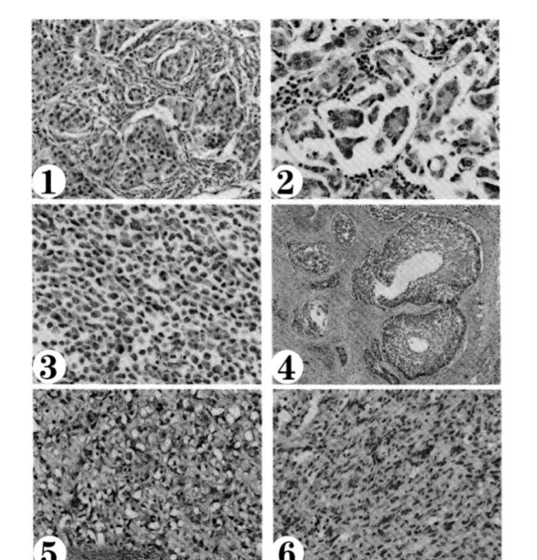

病理学检查

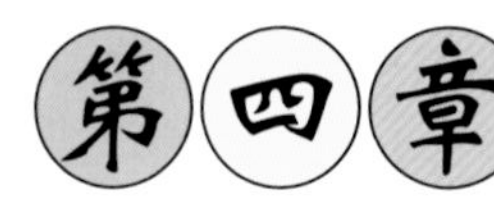

第四章 治疗

第一节 手术治疗

手术治疗方式简介

膀胱肿瘤电切手术视频

1. 经尿道膀胱肿瘤电切或肿瘤整块切除术

（1）适应证

非肌层浸润性膀胱肿瘤。

高龄老人姑息手术。

（2）优点

保留膀胱、创伤小。

（3）缺点

首次电切肿瘤残留率为4%~78%。

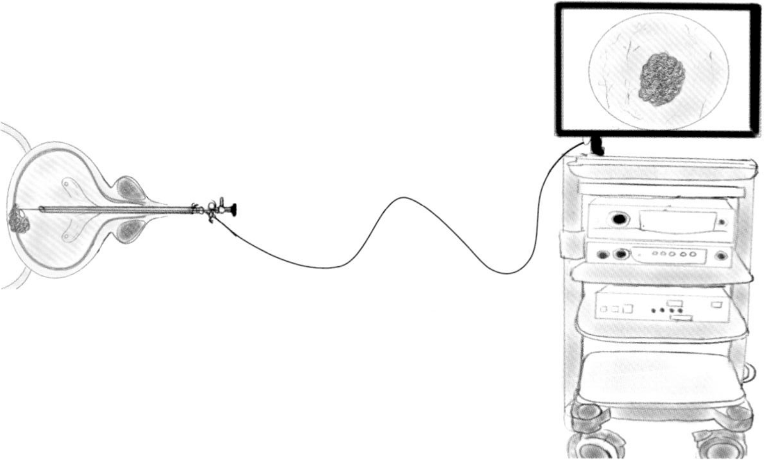

经尿道膀胱肿瘤电切术

（4）手术方法

麻醉后在无痛状态下，电切镜经尿道缓慢进入膀胱，启动电切和电凝功能，切除膀胱内可见肿瘤，后将切除的肿瘤组织标本送病理科进行病理学分析。

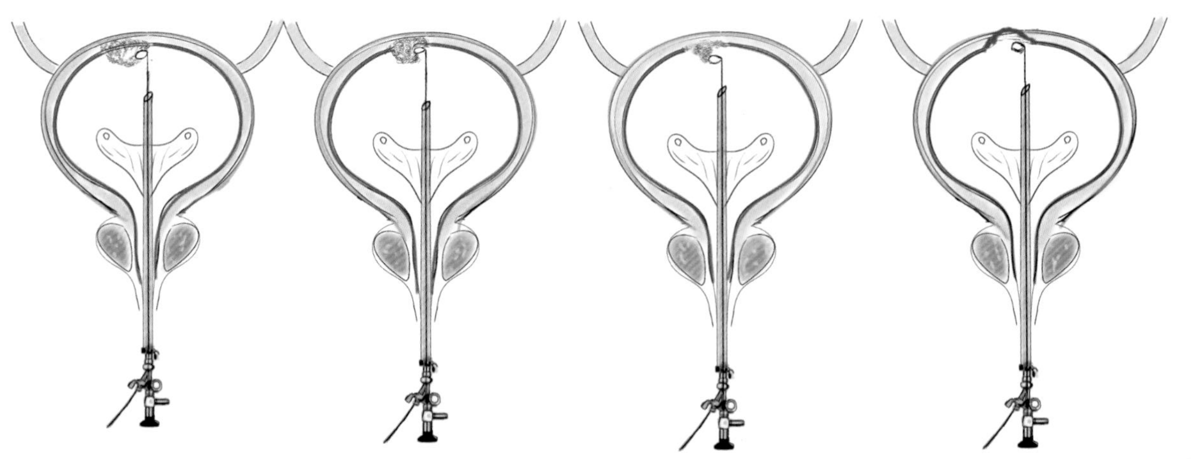

经尿道膀胱肿瘤电切术

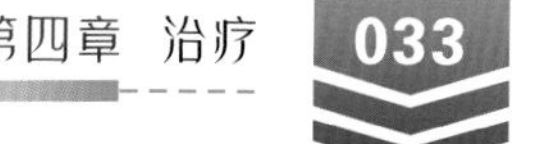

2. 膀胱部分切除术

（1）适应证

孤立的、低级别的、膀胱憩室腔内肿瘤、或拒绝膀胱全切的病友。

（2）优点

保留部分膀胱，排尿习惯无变化。

（3）缺点

复发率高。

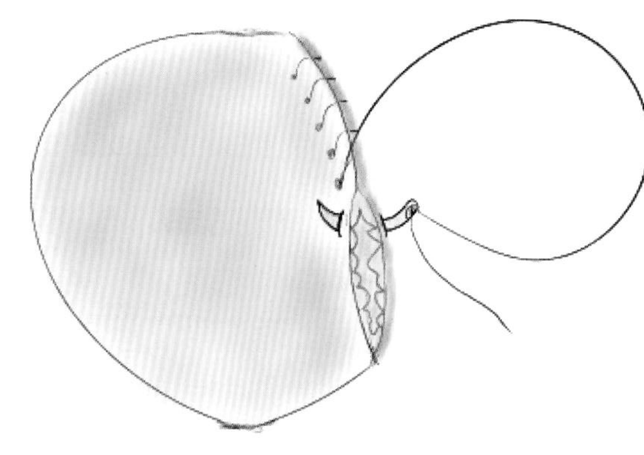

膀胱部分切除术示意图

（4）手术方法

术中取平卧位，在麻醉无痛状态下，切除有病变组织的部分膀胱（含肿瘤），然后缝合膀胱，术后留置三腔导尿管，必要时留置盆腔引流管。

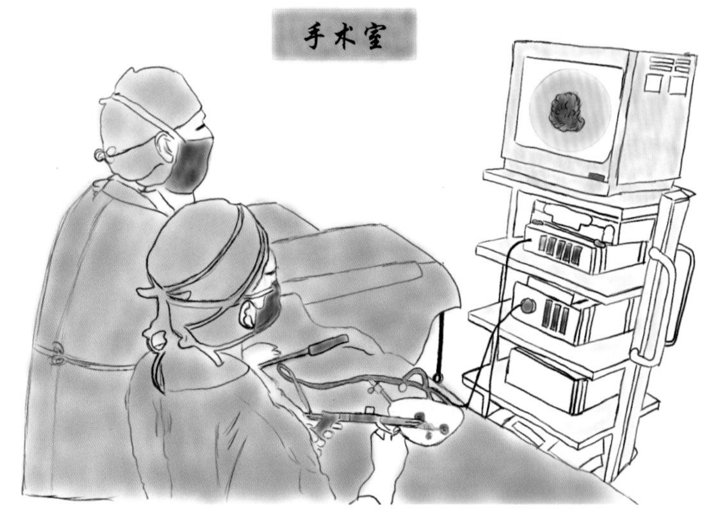

腹腔镜下手术操作进行中

尿流改道术后尿液如何收集

3. 根治性膀胱切除输尿管皮肤造口术

（1）适应证

肌层浸润性膀胱肿瘤且全身状况欠佳，不适宜接受更大手术者。

（2）优点

复发率低。

（3）缺点

排尿习惯改变，需佩戴造口袋，尿路并发症稍高。

（4）手术方法

1）在麻醉无痛状态下，将两根输尿管与膀胱离断，开口在右侧下腹部。

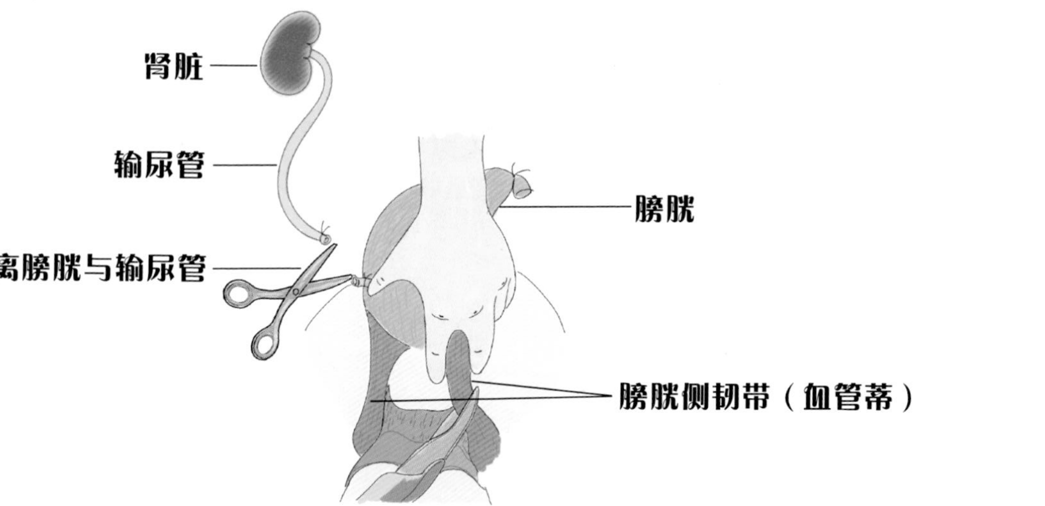

输尿管与膀胱离断示意图

腹壁

输尿管开口于皮肤示意图

2）切除膀胱及周围结缔组织、淋巴结等。

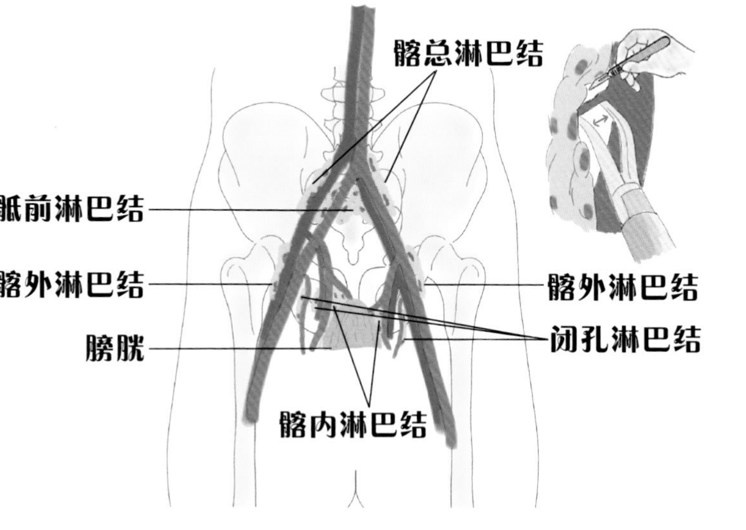

周围淋巴结切除术

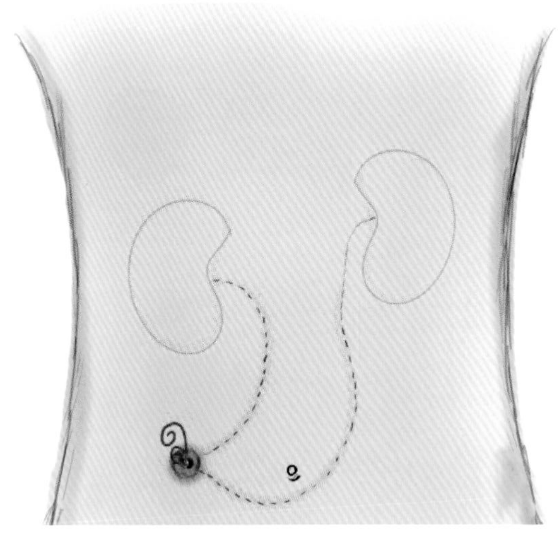

输尿管皮肤造口

4. 根治性膀胱切除回肠通道膀胱术

（1）适应证

肌层浸润性膀胱肿瘤且全身状况良好者。

（2）优点

复发率低。

（3）缺点

排尿习惯改变，需佩戴造口袋，肠道并发症稍高。

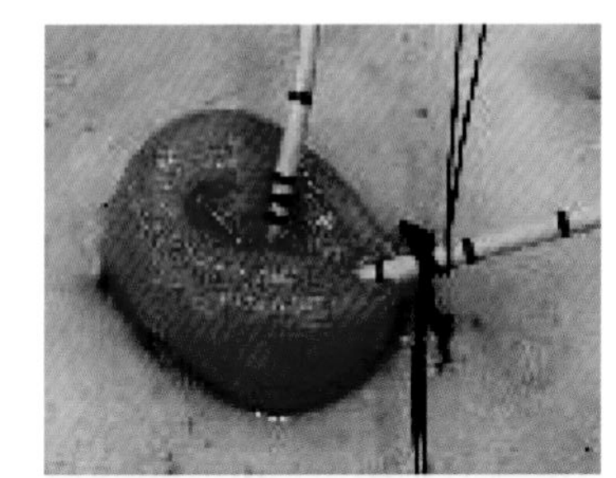

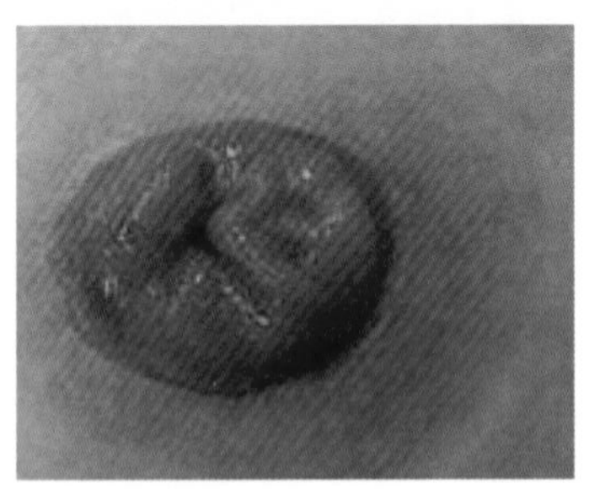

回肠通道皮肤造口示意图

（4）手术方法

麻醉无痛状态下截取10～15厘米末段回肠，双侧输尿管吻合于截取的肠壁上，将肠壁一端闭合，另一端开口于腹壁。切除膀胱及周围结缔组织、淋巴结等。

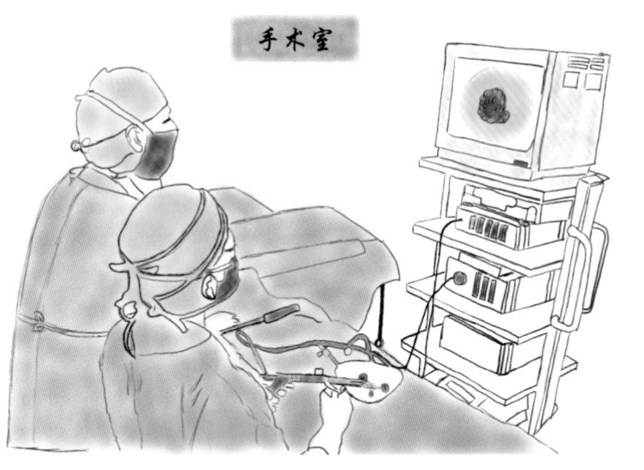

腹腔镜下手术操作

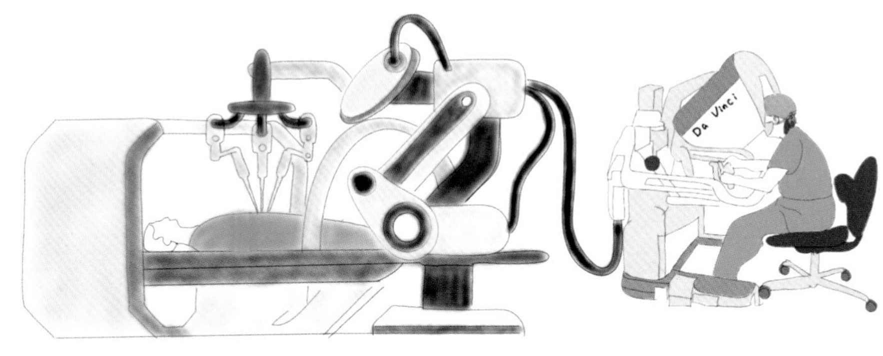

机器人辅助腹腔镜下手术操作

1）切除 10~15 厘米回肠，输尿管吻合其上，回肠一端闭合，另一端开口于腹壁。

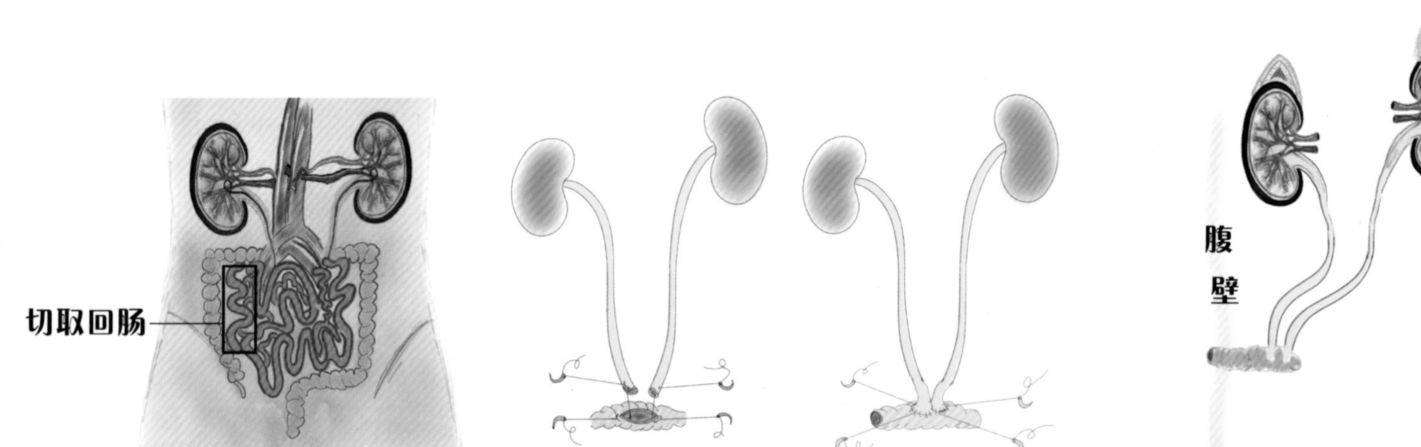

a. 切除回肠 10 ~ 15 厘米

b. 输尿管吻合于回肠肠管上

c. 回肠一端闭合，另一端开口于腹壁

手术治疗示意

2）切除膀胱及周围结缔组织、淋巴结等。

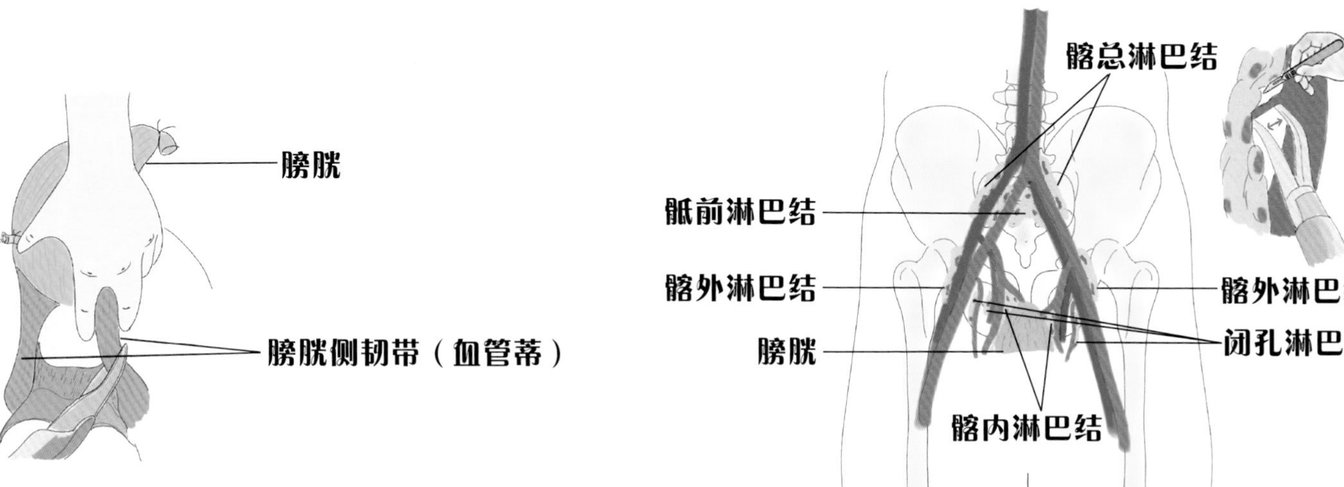

膀胱全切示意图

周围淋巴结切除术

5. 根治性膀胱切除原位新膀胱术

（1）适应证

肌层浸润性膀胱肿瘤且全身状况良好，对生活质量要求较高者。

（2）优点

复发率低、排尿习惯改变小。

（3）缺点

尿失禁、排尿困难及肠道并发症稍高。

（4）手术方法

在麻醉无痛状态下，切取40厘米左右末段回肠，缝合如膀胱形态，输尿管吻合其上，下端与原尿道起始处吻合，切除膀胱、周围结缔组织及淋巴结等。

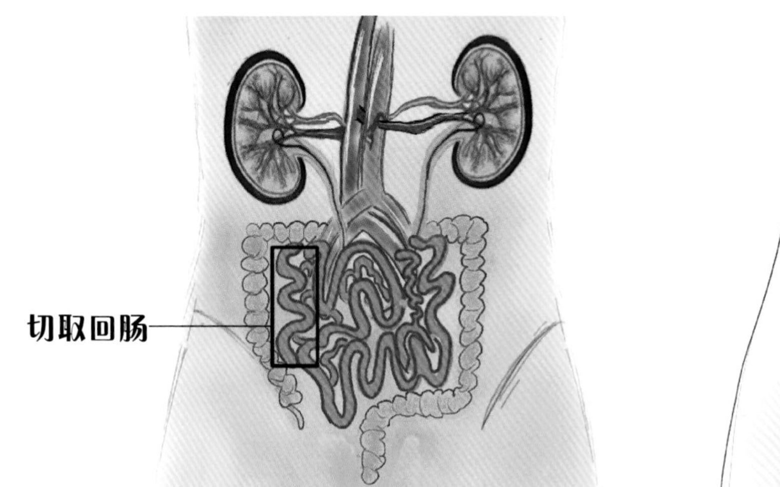

a. 切除 40 ~ 50 厘米回肠

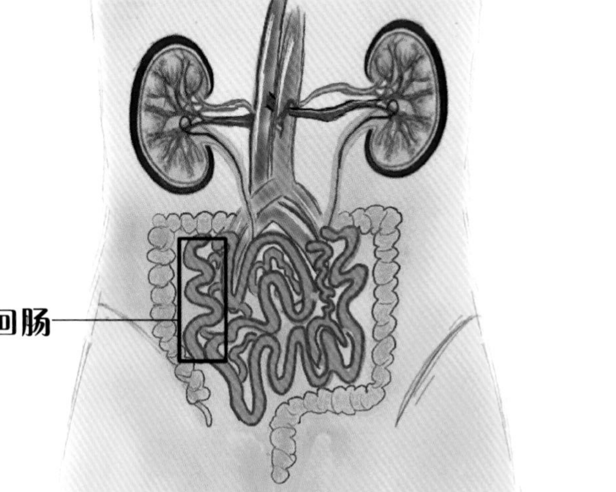

b. 缝合如膀胱形态

根治性膀胱切除原位新膀胱术

第二节 膀胱灌注

非肌层浸润性膀胱癌有很高的手术后复发率，小部分患者会进展为肌层浸润性膀胱癌，因此相关指南推荐术后进行膀胱灌注化疗药物和免疫药物。目的是降低肿瘤复发率。

膀胱灌注方法：将药液通过导尿管注入膀胱，并保留0.5～2.0小时。

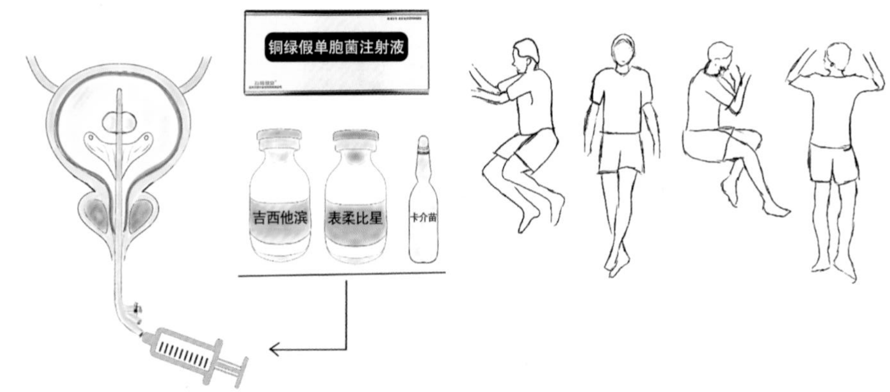

膀胱灌注示意图

膀胱灌注简介

1. 膀胱灌注治疗用药

（1）常用药物

吡柔比星、表柔比星、多柔比星、羟基喜树碱、丝裂霉素、吉西他滨、铜绿假单胞菌注射液（万特普安）、卡介苗（BCG）等。

（2）不良反应

化学性膀胱炎，表现为尿急、尿频、尿痛和血尿；停药后症状可改善。

2. 膀胱灌注治疗常用药物及保留时间

表 4–1　膀胱灌注治疗常用药物及保留时间

药名	溶剂	保留时间
吡柔比星	5% 葡萄糖注射液或注射用水	30 分钟
表柔比星	生理盐水	30 分钟
多柔比星	注射用水或生理盐水	60 分钟
羟基喜树碱	生理盐水或注射用水	60 分钟
吉西他滨	生理盐水	60 分钟
丝裂霉素	生理盐水	45 分钟
卡介苗	生理盐水	90 分钟
铜绿假单胞菌注射液	生理盐水	60 分钟
A 群链球菌	生理盐水	60 分钟

3. 膀胱灌注治疗的目的和原理

表 4-2 膀胱灌注治疗的目的和原理

灌注方式	目的	原理	方案
即刻膀胱灌注化疗	降低非肌层浸润性膀胱肿瘤的复发率（约降低 35%）	杀灭术中播散的肿瘤细胞和创面残留的肿瘤细胞	手术后 24 小时内完成
早期和维持膀胱灌注	降低中危和高危非肌层浸润性膀胱肿瘤的复发率	化疗药物杀灭黏膜表面的肿瘤细胞，卡介苗等诱导膀胱局部产生免疫反应	术后 4～8 周，每周灌注 1 次化疗药物，之后维持灌注每个月 1 次，维持 6~12 个月；卡介苗方案详见表 4-3
膀胱热灌注	降低非肌层浸润性膀胱肿瘤局部复发风险	通过热疗设备将膀胱灌注液加热至42℃，利用热能对肿瘤细胞的杀伤及药物协同作用，增强肿瘤细胞对药物的敏感性和通透性	膀胱内维持 1 小时

4. 膀胱灌注治疗方案（按肿瘤危险程度）

表 4–3　膀胱灌注治疗方案（按肿瘤危险程度）

肿瘤危险程度	膀胱内辅助灌注治疗方案	膀胱内辅助灌注治疗最佳时机
低危非肌层浸润性膀胱尿路上皮肿瘤	术后可只进行单剂即刻膀胱灌注化疗	术后 24 小时内尽早完成膀胱灌注化疗
中高危非肌层浸润性膀胱尿路上皮肿瘤	术后单剂即刻膀胱灌注化疗后，应进行后续化疗药物或卡介苗维持灌注治疗	术后4～8 周，每周 1 次膀胱灌注，之后维持灌注， 每个月1次，维持6～12个月
高危非肌层浸润性膀胱尿路上皮肿瘤	首选卡介苗膀胱灌注治疗	开始时每周 1 次，共 6 次诱导灌注；之后每 2 周 1 次，共 3 次强化灌注； 然后开始每月 1 次维持灌注共 10 次

丝裂霉素膀胱灌注联合尿液碱化，能有效降低表浅性膀胱肿瘤的复发率。

丝裂霉素膀胱灌注需碱化尿液，方法如下：

在每次膀胱灌注前1小时口服碳酸氢钠1克，术后每周灌注1次，8周后改为每月灌注1次，至术后1年。

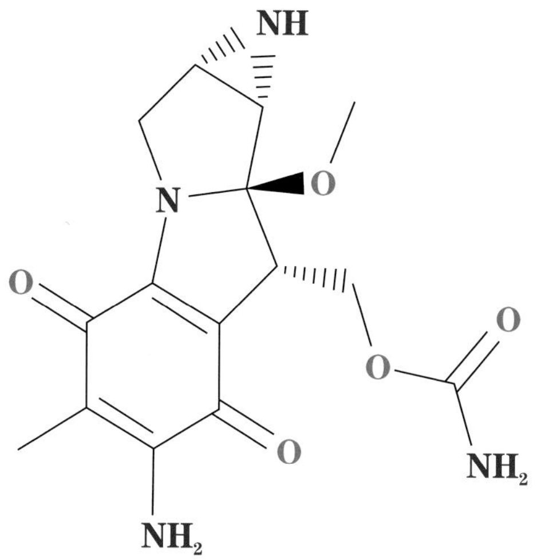

丝裂霉素分子结构图

第三节 静脉化疗

静脉化疗目的：降低肿瘤病理分期，改善预后。

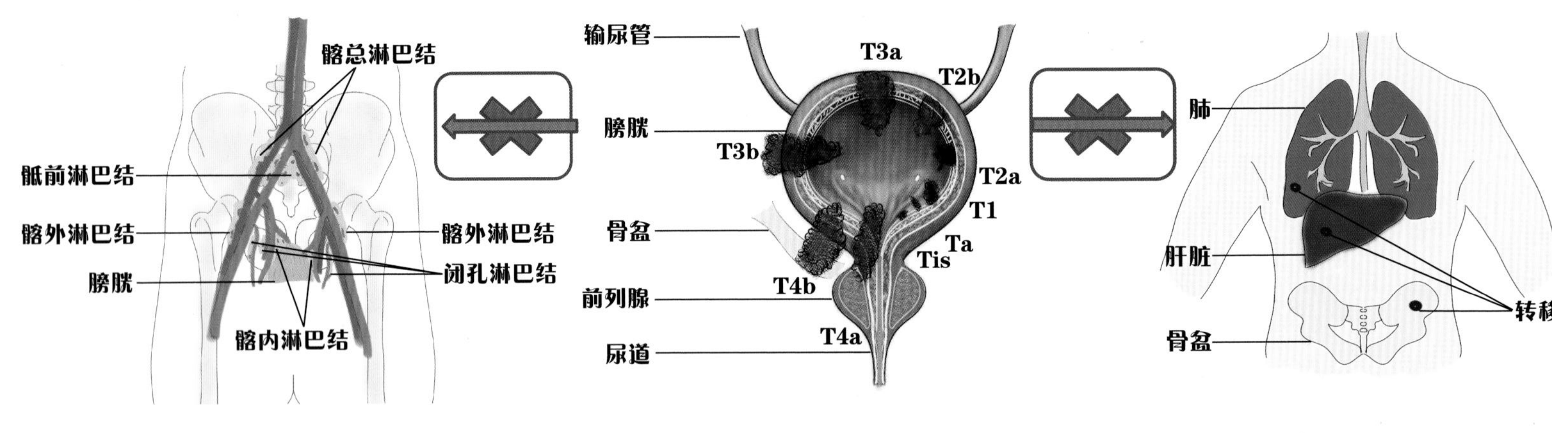

肿瘤病理分期阻断示意图

方案：医生根据病程、个体差异制订个性化的化疗方案，在保证疗效的同时，最大限度减轻不良反应，延长生存期。

第四节 其他治疗

随着新型药物和临床研究的进展，肌层浸润性膀胱肿瘤治疗也逐渐综合化。多学科团队协作在膀胱肿瘤的诊疗中发挥着越来越大的作用，其目的是使病友收益最大化。例如对于可切除的肌层浸润性膀胱肿瘤，新辅助化疗联合根治性膀胱切除术是目前治疗的金标准。

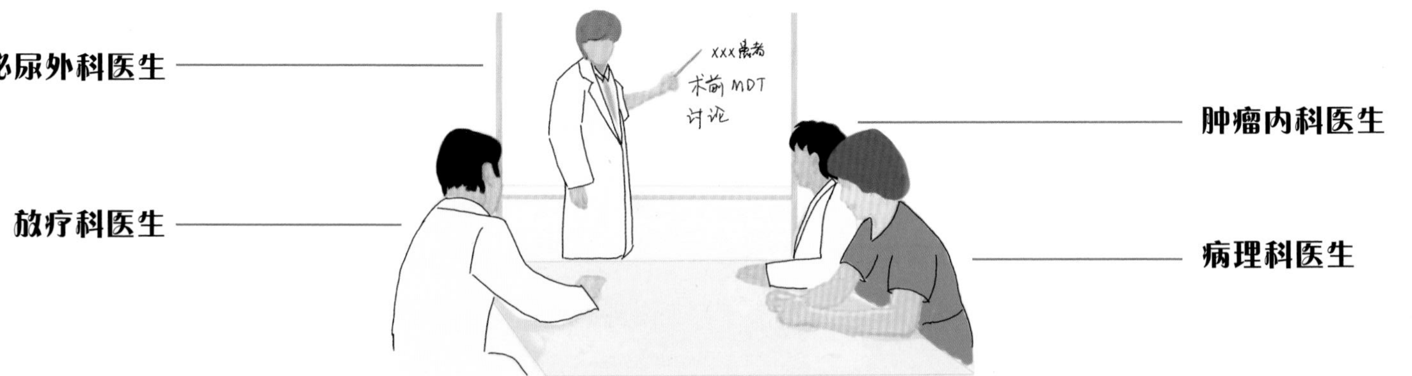

多学科团队协作

1. 免疫治疗

近年来，免疫检查点抑制剂在多种肿瘤（包括尿路上皮肿瘤）治疗中展示出强大的抗肿瘤作用，帮助部分病友实现长期生存，甚至达到临床治愈的目的。

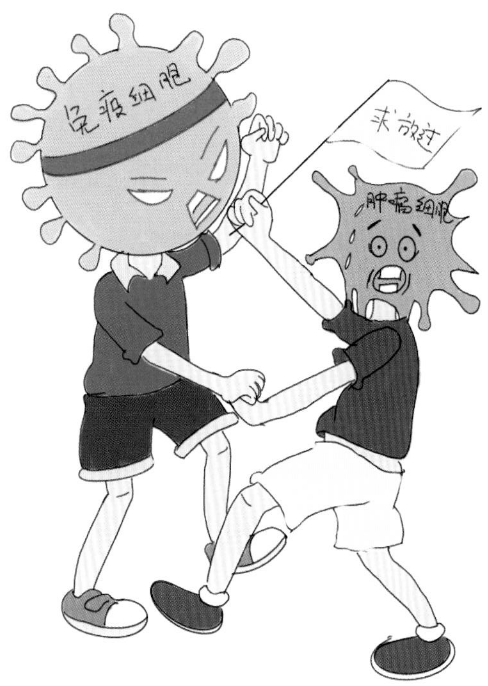

免疫治疗

2. 靶向治疗

目前多项新型靶向药物治疗膀胱肿瘤的临床研究正在国内外进行，治疗前检测是否存在相应靶标，对于高表达靶标的病友可考虑靶向治疗。

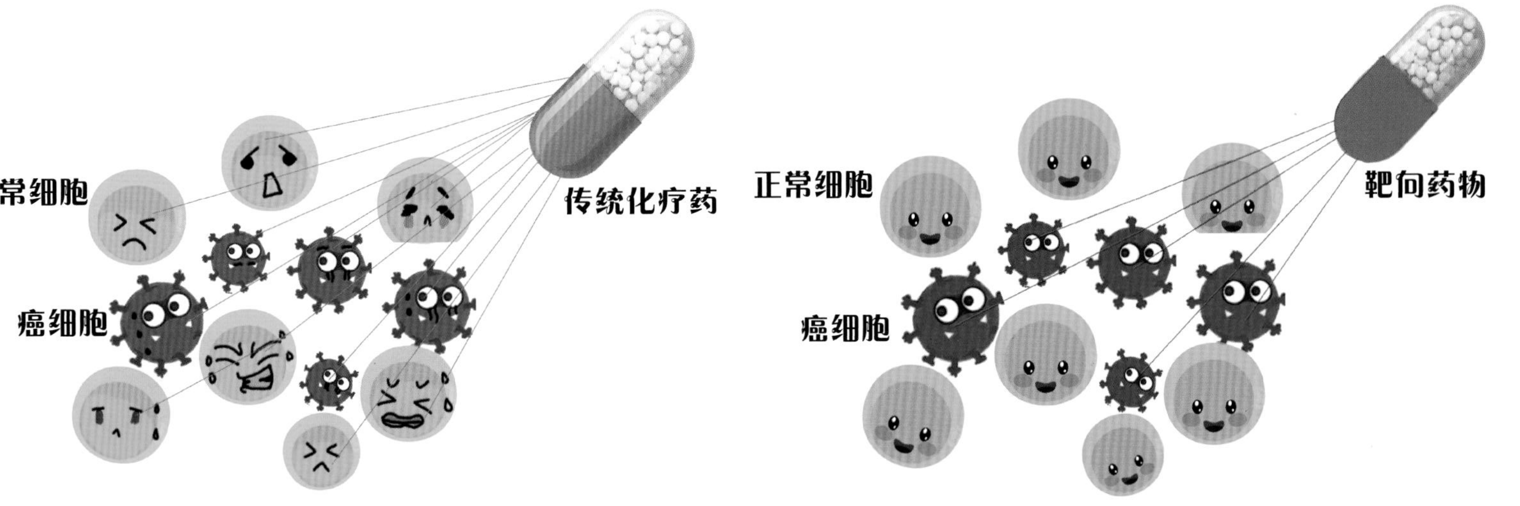

靶向治疗

3. 放射治疗

放射治疗是局限于盆腔的肌层浸润性膀胱肿瘤的治疗手段之一。单纯性放射治疗，其肿瘤完好消除率在40%左右，5年生存率25%，治疗效果低于根治性膀胱切除+盆腔淋巴结清扫术，因此不作为首选。

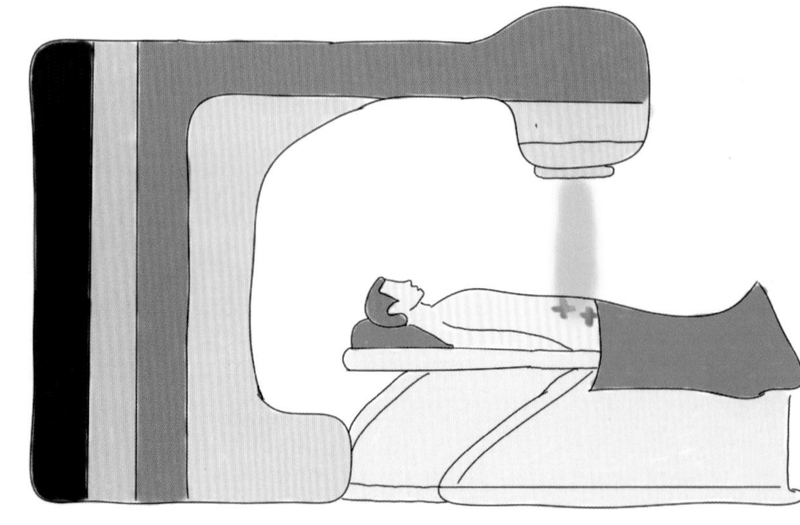

放射治疗

4. 支持治疗

不能行根治手术的病友往往面临疼痛、出血、排尿困难和上尿路梗阻等问题，医生将根据具体病情给予支持治疗，因此支持治疗对于此类病友具有重要意义，此处不再赘述。

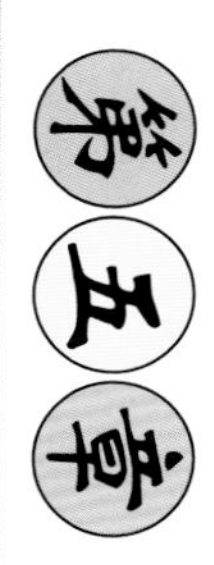

护理

第一节 围手术期管理

1. 术前心理准备

（1）切除膀胱是将肿瘤彻底清除的重要手段，是一种“舍车保帅”的策略。

（2）舍得！舍得！有舍才有得！舍的是膀胱，得的是健康。

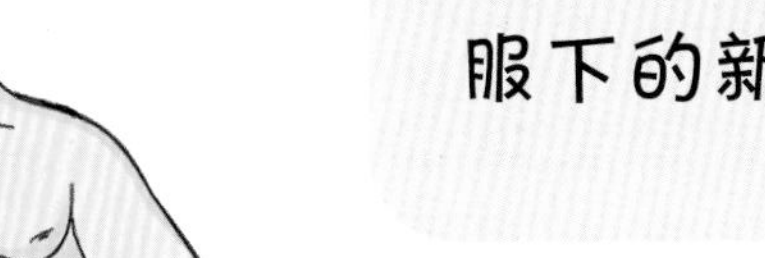

隐藏在衣服下的新“膀胱”

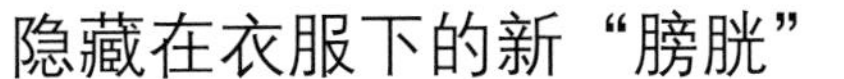

（3）瞧！隐藏在衣服下的新“膀胱”。

（4）尝试着去接受新的生活方式吧！

2. 术前常规准备

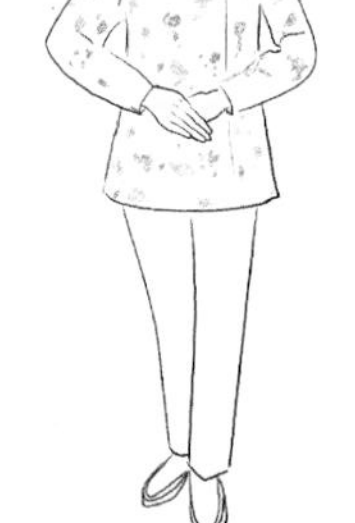

a. 康复运动指导

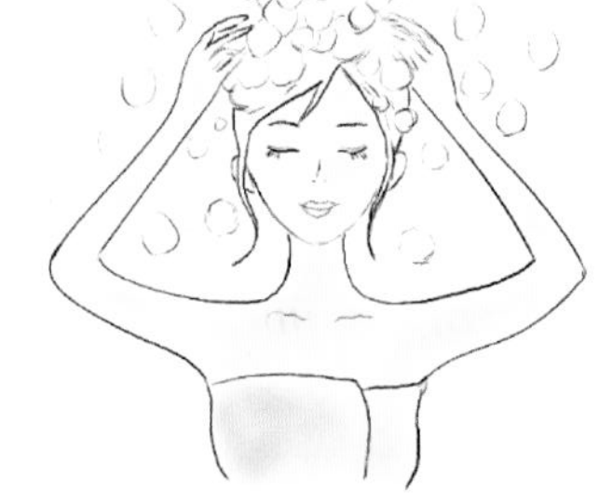

b. 洗澡、洗发

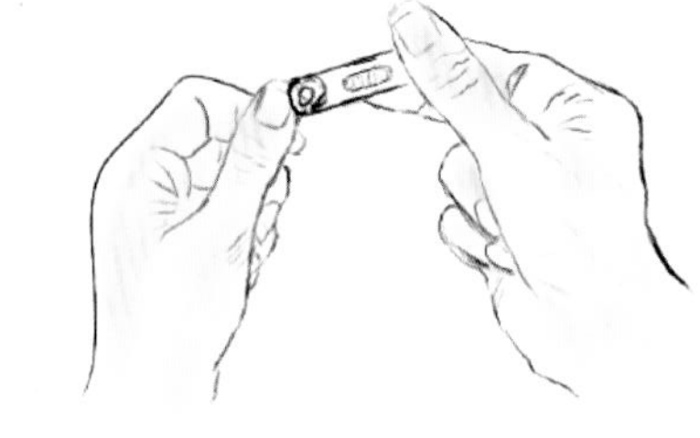

c. 修剪指甲

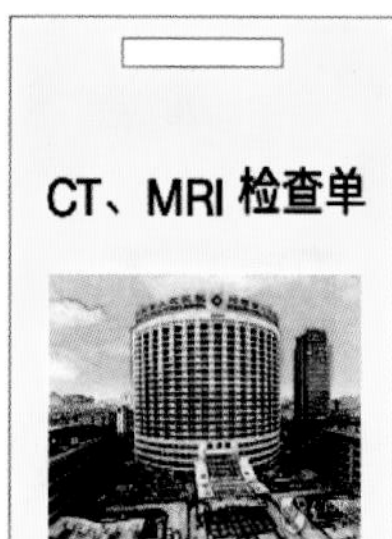

d. 准备影像资料

常规术前准备

3. 术前饮食指导

目的：

（1）避免术中胃内容物返流，误吸入呼吸道。

（2）降低术中肠管损伤风险。

（3）清除肠道粪便，降低感染风险。

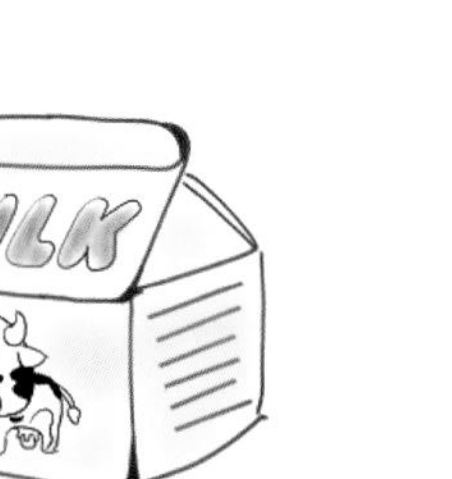

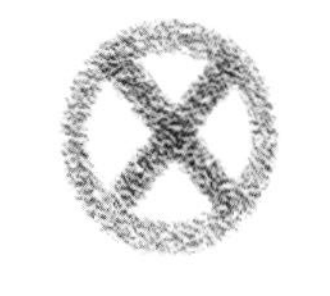
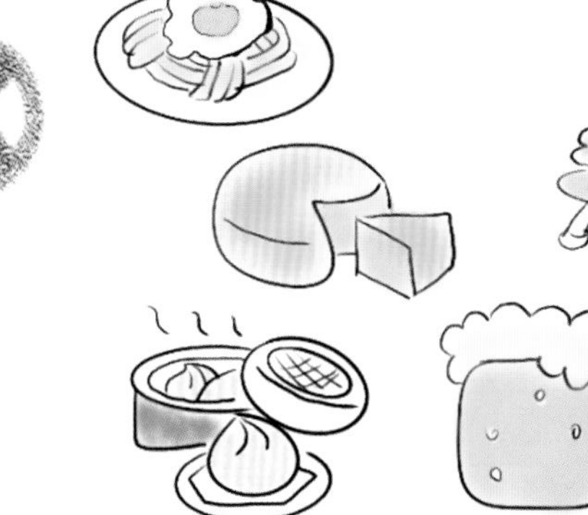

常规术前准备

表 5–1　不同手术方法饮食指导内容

手术方式	饮食种类
经尿道膀胱肿瘤电切或肿瘤整块切除术	术前晚进食易消化食物，术前 6～8 小时禁食，术前 2～4 小时禁水
膀胱部分切除术	术前晚进食易消化食物，术前 6～8 小时禁食，术前 2～4 小时禁水
根治性膀胱切除输尿管皮肤造口术	术前 1 天进食流食，术前 6～8 小时禁食，术前 6～8 小时禁水
根治性膀胱切除回肠通道膀胱术	术前 3 天进食流食，术前 1 天禁食，术前 6～8 小时禁水
根治性膀胱切除原位新膀胱术	术前 3 天进食流食，术前 1 天禁食，术前 6～8 小时禁水

4. 术前肠道准备

目的：术前清空肠道，以降低术中肠管损伤风险。

方法：根据患者情况和手术方式不同实施大量不保留灌肠或口服洗肠。

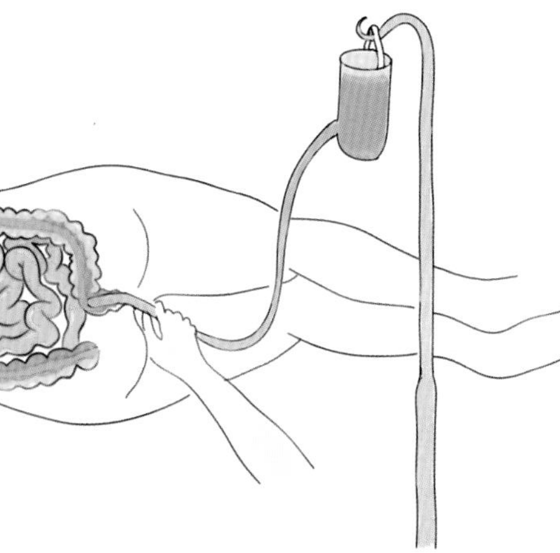

大量不保留灌肠

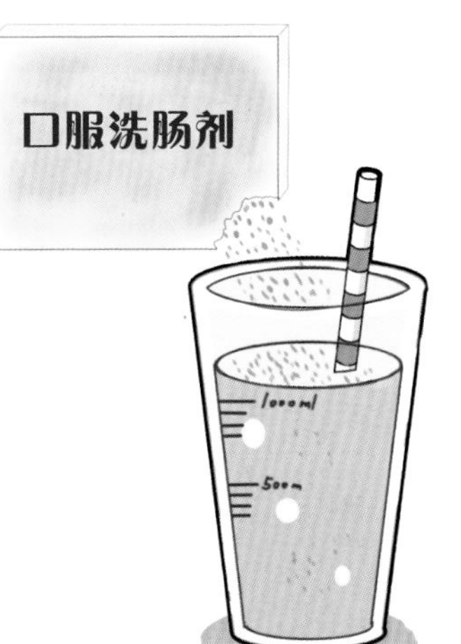

口服洗肠

5. 术前核对

（1）腕带信息：如床号、姓名、住院号等。

（2）核对病历资料。

（3）核对术中用药。

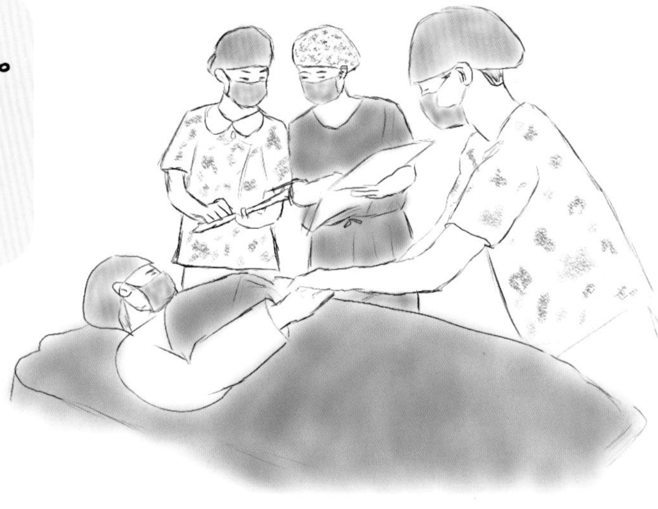

常规术前准备

温馨提示：请去除身上所有的首饰，贵重物品交家属保存。活动假牙请放在清水中保存。

6. 手术中体位摆放

（1）经尿道膀胱肿瘤电切或肿瘤整块切除术体位为截石位。

（2）其他手术方式为仰卧位。

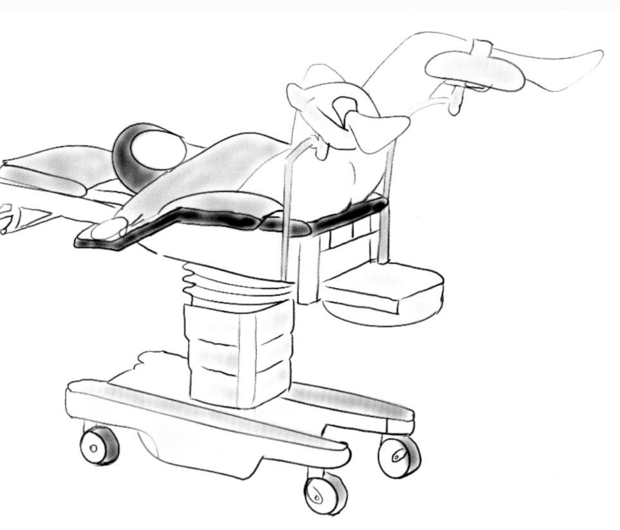

截石位

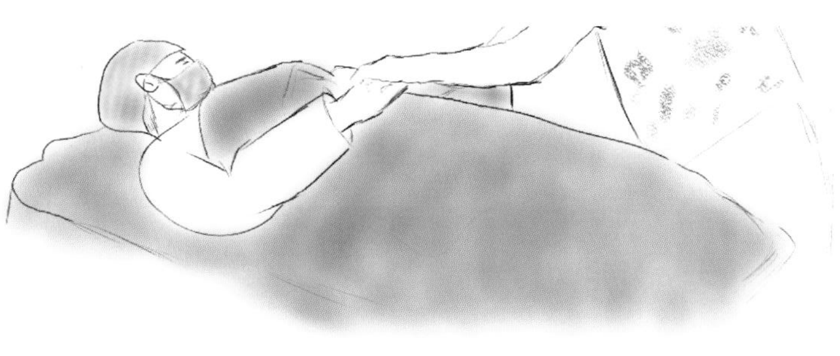

仰卧位

7. 手术后心电监护与氧气吸入

（1）生命体征监测不小于6小时。

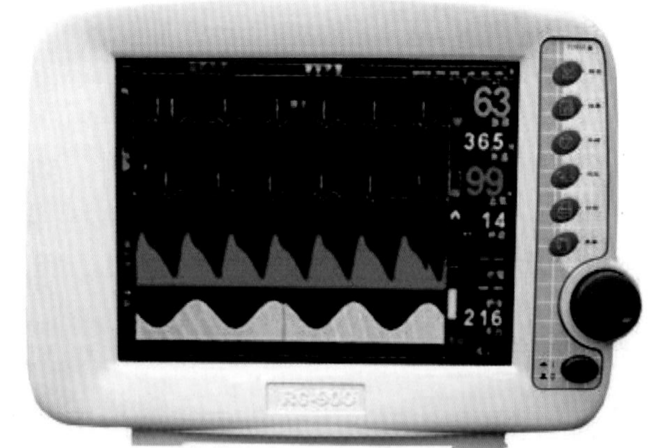

心电监护

（2）低流量吸氧有利于机体康复。

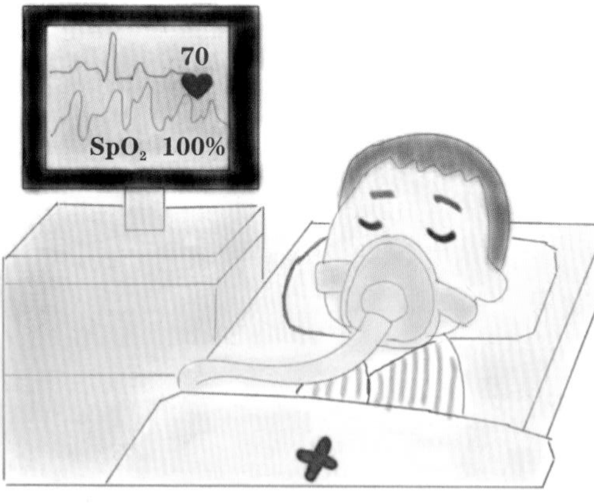

氧气吸入

8. 术后卧位管理

（1）清醒前去枕平卧位、头偏向一侧，预防呕吐物被吸入呼吸道。

（2）清醒后生命体征平稳改为半卧位，利于病友呼吸和引流物排出。

（3）尽早下床活动，预防并发症。

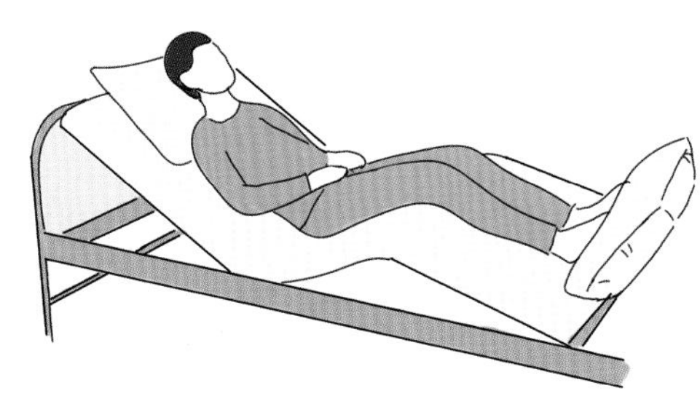

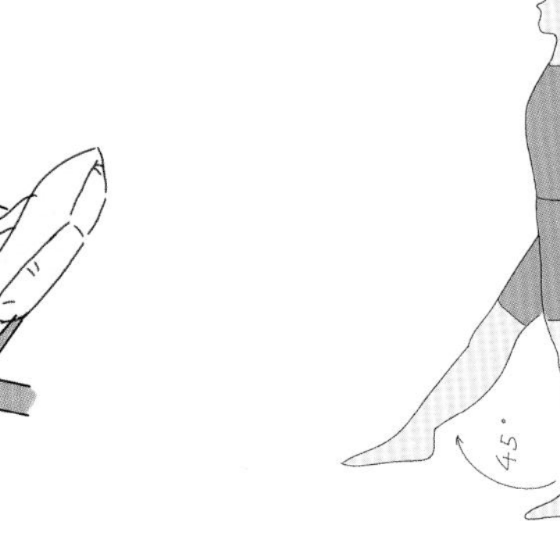

术后卧位管理示意图

9. 术后饮食管理

（1）禁食→流质饮食→软食→普食，避免辛辣刺激性食物。

（2）如果合并有糖尿病，建议吃糖尿病餐！

（3）常见饮食种类见附表1、附表2。

10. 管道管理

（1）导尿管护理

经尿道膀胱肿瘤电切或肿瘤整块切除术留置三腔导尿管，目的是持续膀胱冲洗1~3天，预防凝血块形成。

1）护理要点：①单位时间内，出量=尿量+冲洗量；②预防管道阻塞、扭曲、打折；③冲洗速度根据尿液颜色和性质调节；④切勿自行牵拉或拔出管道，3~5天拔除导尿管。

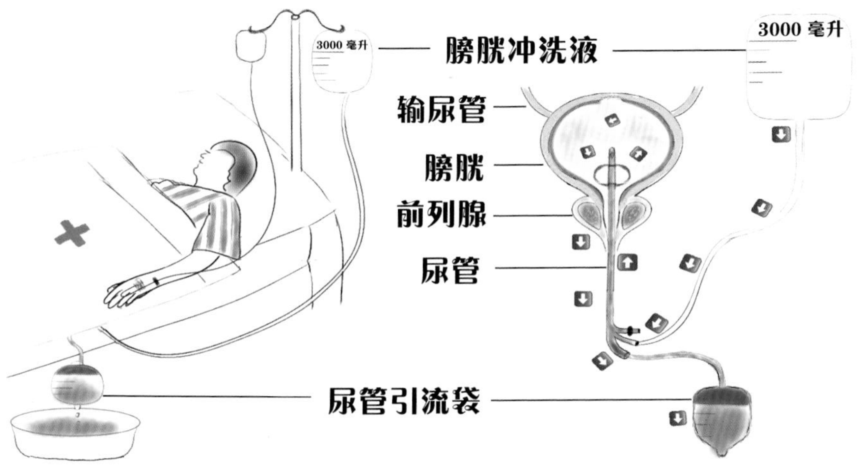

导尿管护理

2）术后尿液正常状态：尿液颜色逐渐变淡，护士根据尿液颜色、性质和量调节膀胱冲洗速度。

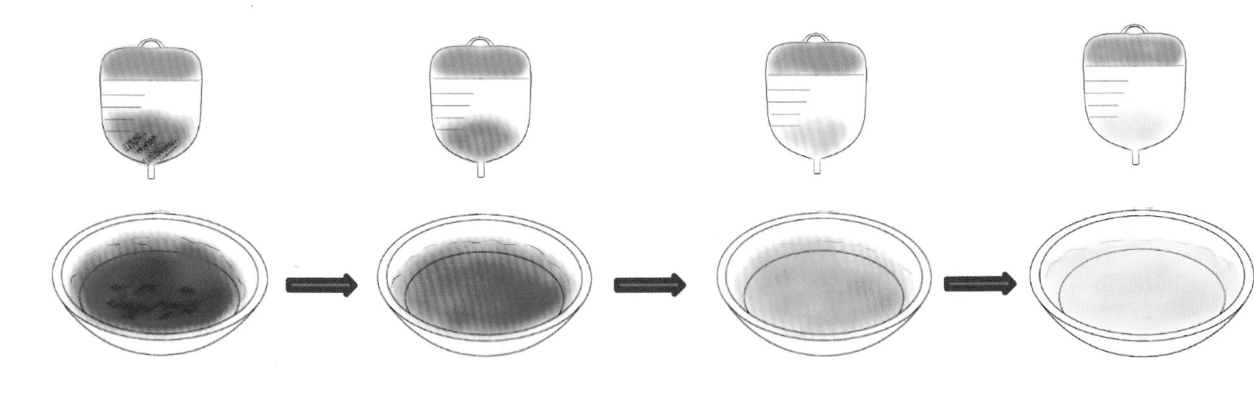

尿液颜色

3）术后常见异常情况：下腹部憋胀不适、尿液颜色逐渐变红或血凝块形成、尿管阻塞、尿管脱落等，请及时告知医护人员，进行处理。

（2）引流管护理

1）胃管和肛管保留时间：0~2天。

2）双侧输尿管支架管保留时间：视病情而定。

3）盆腔引流管一般2天拔除或据引流量而定。

4）术后7~10天拆除不可吸收的缝线。

（3）造口护理

造口护理见附录。

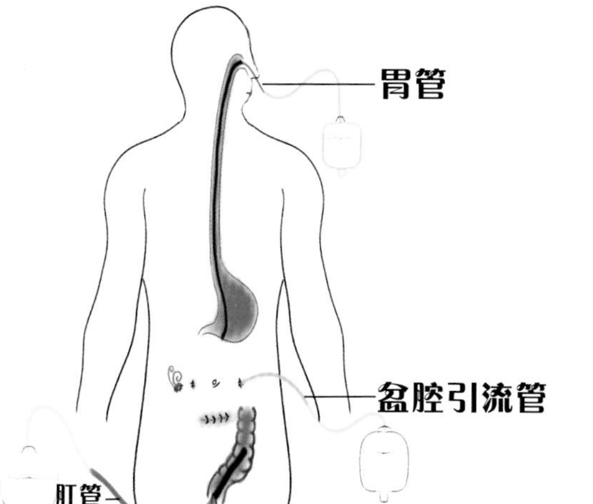

根治性膀胱切除输尿管皮肤造口术后留置引流管类型

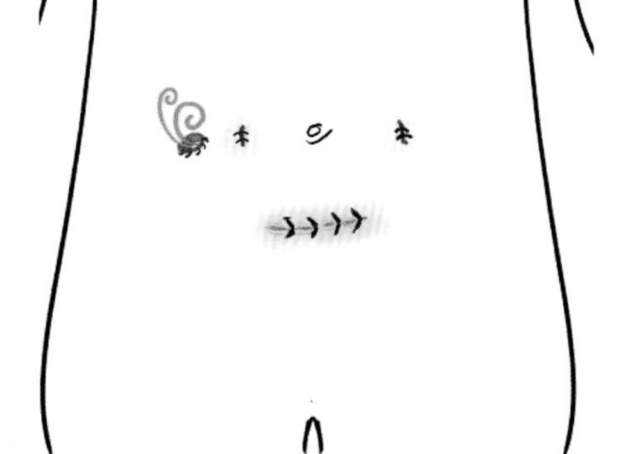
根治性膀胱切除输尿管皮肤造口术后切口示意

11. 术后新膀胱管理

（1）确保新膀胱引流管通畅

新膀胱由肠管缝制而成，能够分泌黏液，如果黏液黏稠，易阻塞引流管，造成膀胱内高压，因此，术后1~7天需用生理盐水或5%碳酸氢钠注射液低压冲洗，2次/日，250~500毫升/次。

注意事项：冲洗压力应小于40厘米水柱，建议压力为20~30厘米水柱，避免压力过高造成尿瘘。

（2）排出黏液

饮水量2000~3000毫升/日，术后肠壁腺体会分泌黏液，持续3个月，通常黏液量少不会造成影响。少数病友黏液较多，建议出院后每天服用2～6克小苏打，以碱化尿液，减少黏液形成。黏液较多的病友，在蹲式排尿后站立休息1分钟，做深呼吸后再次蹲式排尿，有助于排净残留的黏液和尿液。

注意事项：2～3小时以上未排尿，且小腹触摸有膨胀感的病友，尝试排尿不成功后，立即前往医院处理。

（3）定时排尿训练计划

新膀胱容量只有100~150毫升，需要通过控制排尿使容量增加至400~500毫升；术后2~3个月，日间1.5~2.0小时排尿1次，夜间2小时排尿1次；术后3~6个月，2.5~3.0小时排尿1次；术后6~12个月，4小时排尿1次；术后1年以上近似正常膀胱，夜间排尿1次即可。

注意事项：新膀胱内积聚大量尿液才会有腹胀感，不可以等有腹胀感再排尿，否则容易导致新膀胱漏尿甚至破裂。

（4）排尿姿势

新膀胱无逼尿肌，控尿感差，需要借助腹腔与盆腔压力，同时放松尿道括约肌来排尿。

排尿时选择蹲便或坐便，身体前倾，双手轻轻按压小腹部辅助排尿。排尿时随新膀胱的下降用右手掌心向下做环形按摩。每次按摩5分钟左右，当膀胱顶部下降至耻骨联合水平时，可用四指向下轻压膀胱，以起到刺激和压迫膀胱排尿的作用。

排尿姿势不正确可能导致尿液排出不完全，尿液残留时间长，易引发感染。

（5）盆底肌肉锻炼

术后短期内尿失禁是正常的，通过功能锻炼可恢复控尿功能。

一般术后2周开始盆底肌肉锻炼（主要包括提肛训练和蹲立运动），坚持2~6个月，有助于控尿。提肛训练每组可以做10~20次，收缩肛门5~6秒然后放松算1次提肛，每天总量做到10~15组，即200~300次，或根据情况适当调整频率。

（6）定期复查

术后2年内每3个月复查1次，术后3~4年每半年复查1次，术后5年起每年复查1次。

注意事项：如果出现腰部疼痛、寒战、发热等症状需及时到医院就诊。

12. 术后疼痛管理

术后医生会给予适量的镇痛药物，使病友无痛或轻度疼痛。如果疼痛评分4分及以上，请告知护士。

自控性镇痛泵使用方法：设备可自动匀速将镇痛药物推入静脉，如果自觉疼痛，可以按压按钮追加药量。

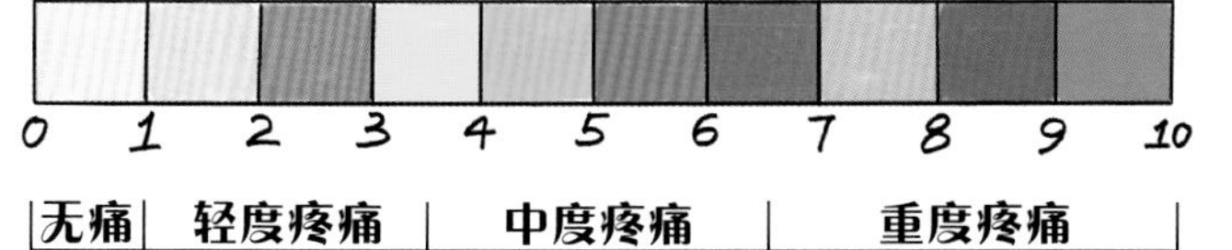

疼痛量表

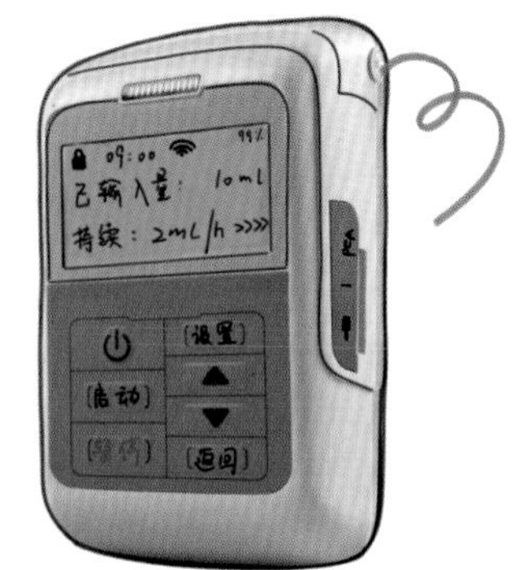

镇痛泵

13. 术后并发症预防

管理原则：早期下床活动。卧床期间下肢早期主动运动非常重要！早期运动可促进下肢血液回流，预防深静脉血栓形成。

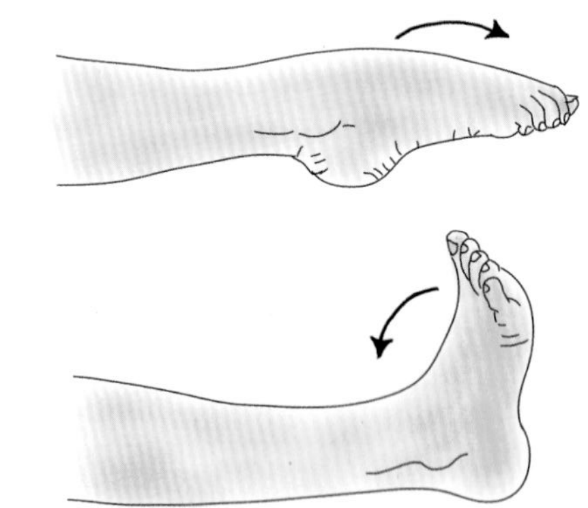
踝泵运动

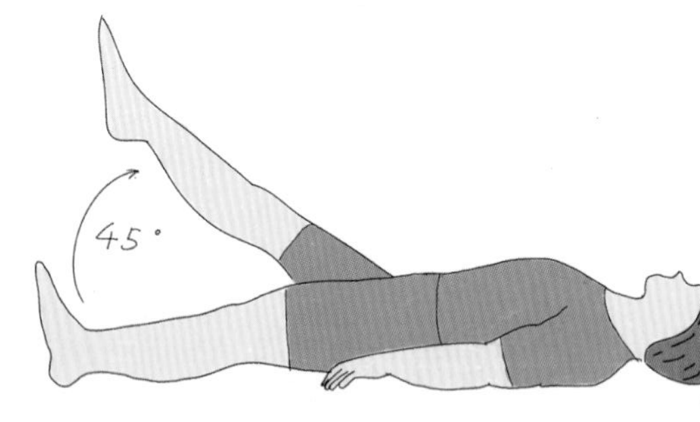

下肢抬高运动

14. 术后复查

经尿道膀胱肿瘤电切或肿瘤整块切除术和膀胱部分切除术者，膀胱镜复查方案为术后1~2年内每3个月复查膀胱镜；术后3~4年内每半年复查膀胱镜。目的是早期发现并切除新发的肿瘤。

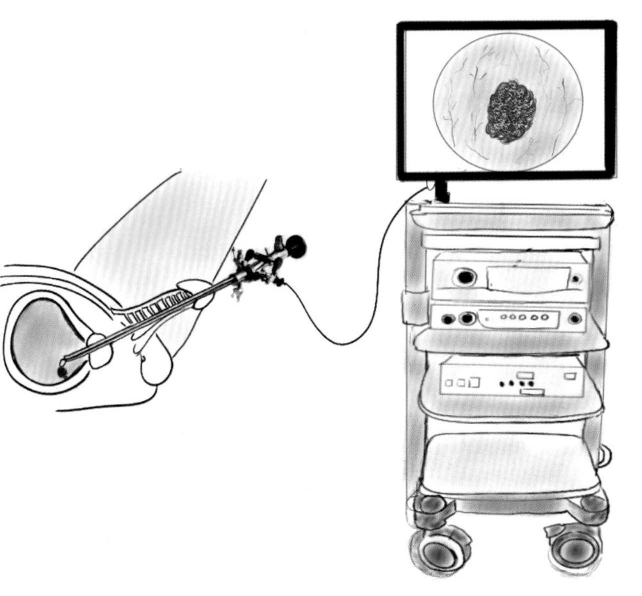

膀胱镜检查

第二节 造口并发症的识别及预防

1. 造口周围皮肤粪水性皮炎

（1）造口周围皮肤粪水性皮炎表现

1）尿液与造口周围皮肤长时间接触，导致皮肤出现红斑、溃疡等炎症表现。

2）与造口位置不理想、底盘中心孔剪裁过大、底盘粘贴时间过长等有关。

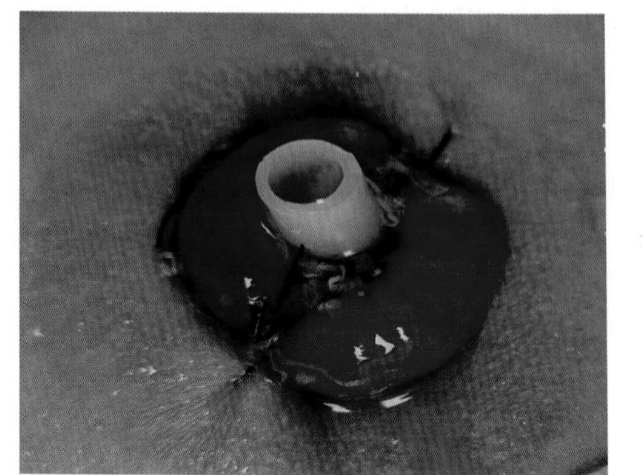

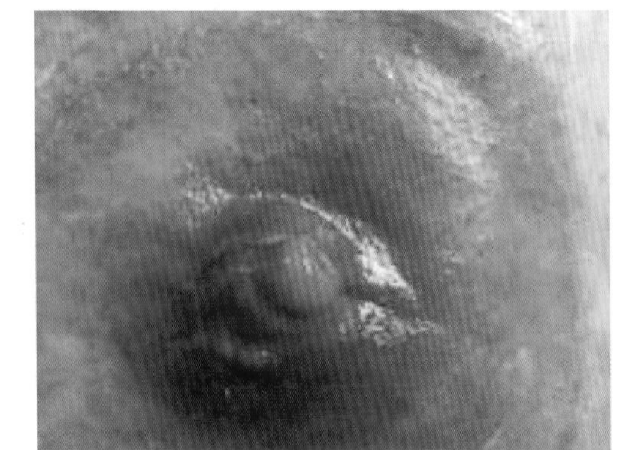

造口周围皮肤粪水性皮炎

（2）造口周围皮肤粪水性皮炎预防措施

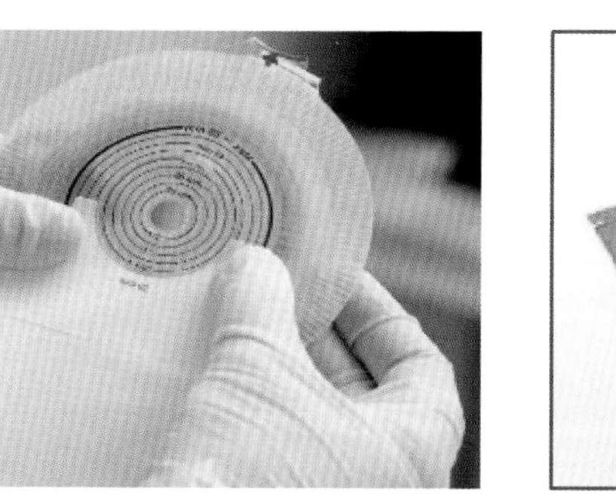

裁剪底盘中心孔，直径大于造口 1~2 毫米。

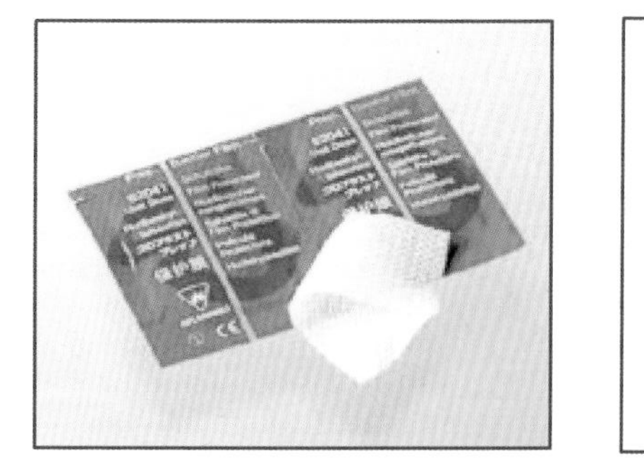

皮炎严重者，涂抹保护膜 2~3 遍

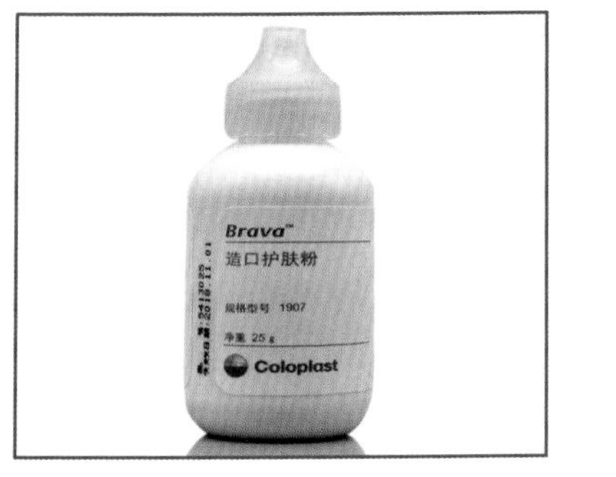

黏贴造口袋前皮肤喷洒造口护肤粉

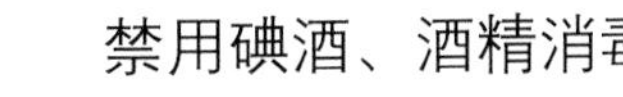

禁用碘酒、酒精消毒

2. 造口周围皮肤机械性皮肤损伤

（1）造口周围皮肤机械性皮肤损伤表现

造口袋更换过程中黏胶从皮肤上反复撕脱，更换次数过频或用力过大，所出现的表皮撕脱。

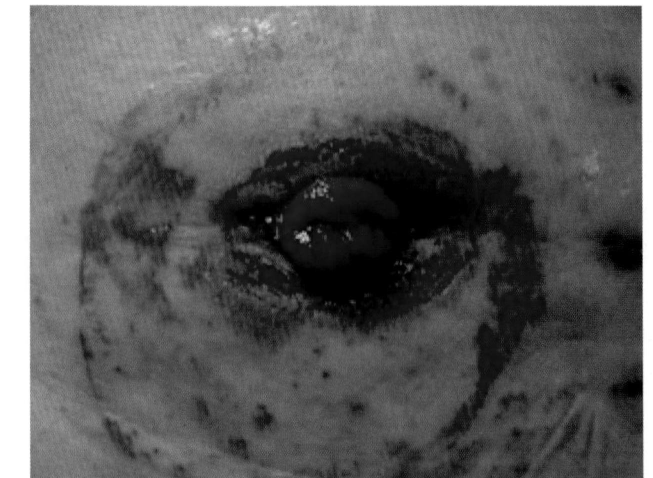

造口周围皮肤机械性损伤

（2）造口周围皮肤机械性皮肤损伤预防措施

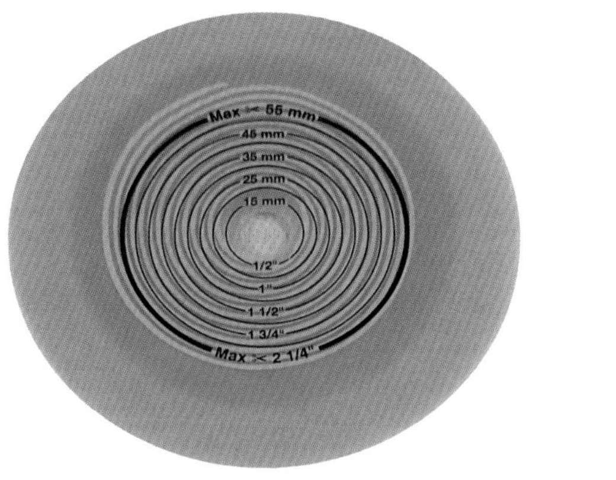

选择黏性较轻的造口底盘

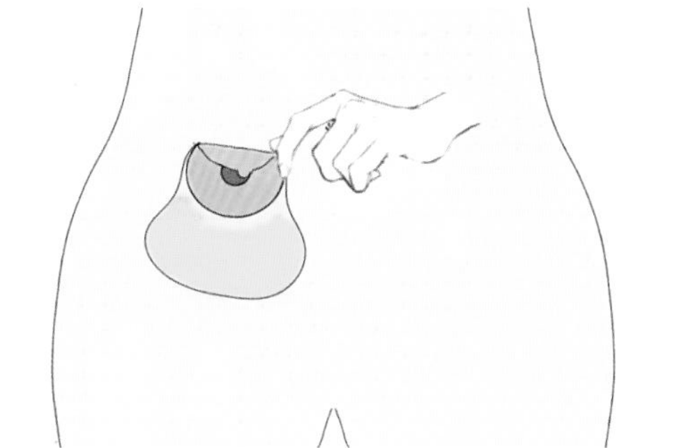

自上向下正确揭除底盘

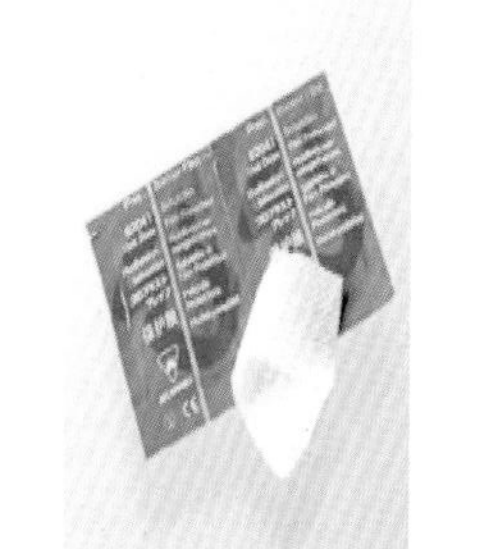

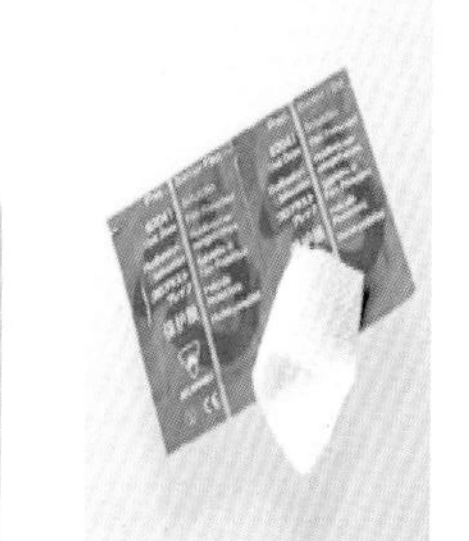

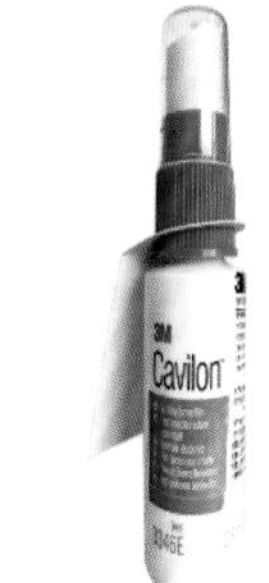

使用少量造口护肤粉

3. 造口周围皮肤肉芽肿

（1）造口周围皮肤肉芽肿表现

1）发生在造口黏膜与皮肤交界处息肉样增生，易出血，通常为良性组织。

2）与缝线反应、底盘材质过硬、底盘剪裁不合适等因素有关。

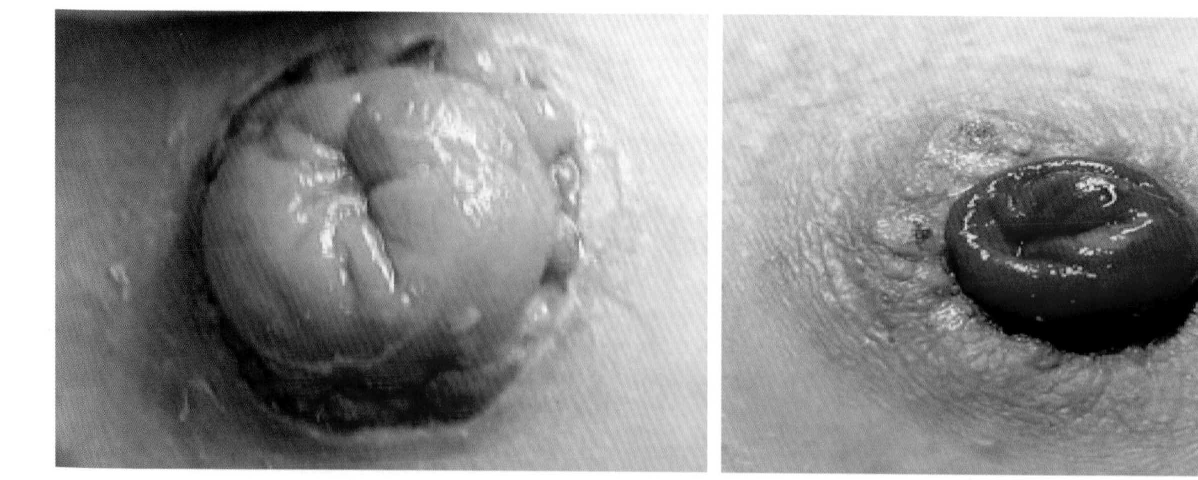
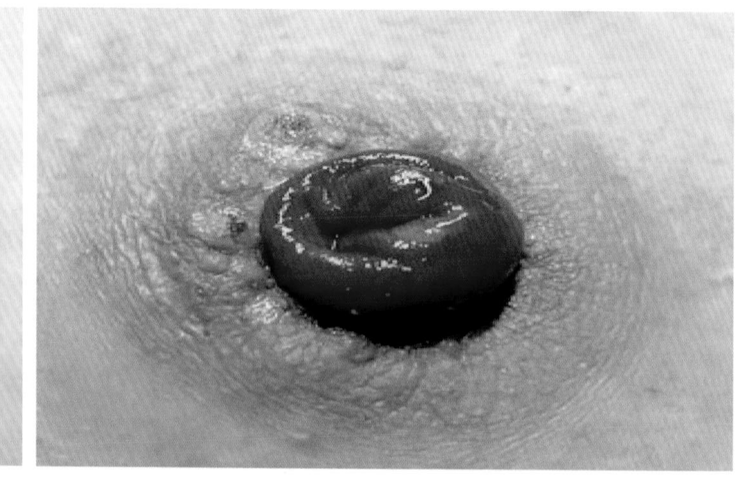

造口周围皮肤肉芽肿

（2）造口周围皮肤肉芽肿预防措施

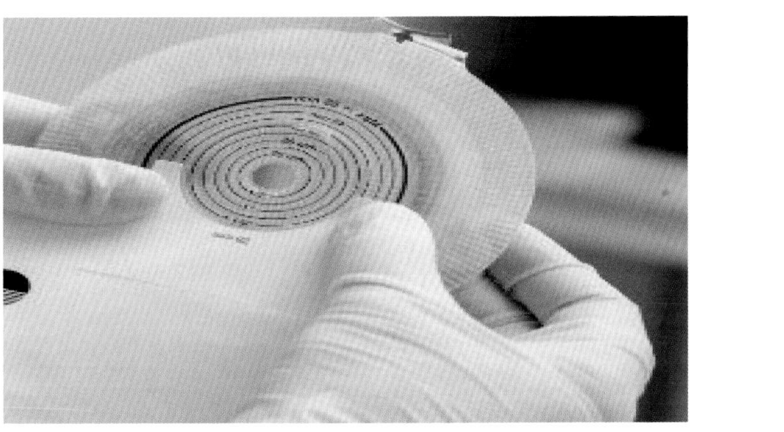

底盘中心孔应大于造口直径 1～2 毫米

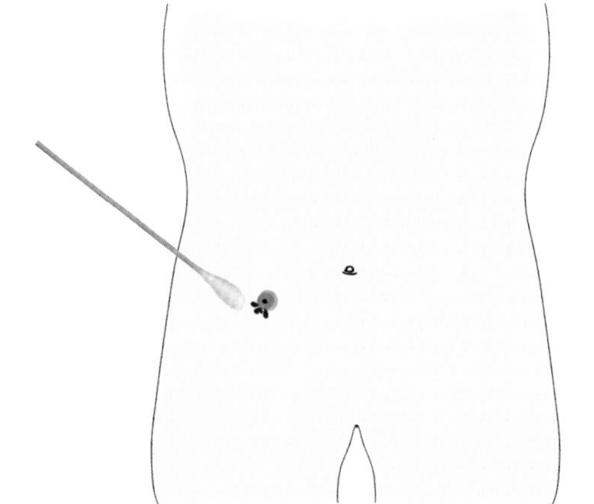

小的肉芽肿用硝酸银棒烧灼

4. 造口缺血坏死

（1）造口缺血坏死表现

1）一般发生在术后24~48小时。

2）表现为造口黏膜呈暗红色、紫色、苍白色，甚至黑色。

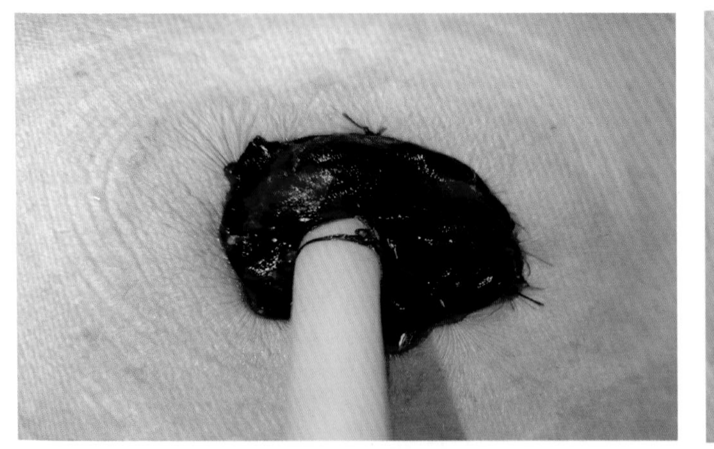

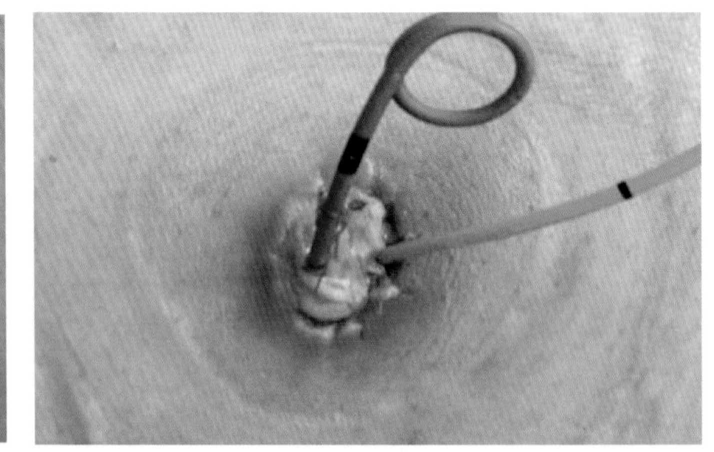

造口缺血坏死

（2）造口缺血坏死预防措施

1）使用造口透明袋，密切观察造口黏膜变化。

2）造口颜色发白、发紫、发黑，揭除造口底盘后，如果造口恢复粉红色或牛肉红色，说明造口底盘剪裁过小，剪裁造口底盘的孔径应比造口直径大1~2毫米。

3）部分坏死可等待坏死组织脱落。

4）完全坏死请立即就医。

5. 尿酸结晶

（1）尿酸结晶

1）造口周围出现白色结晶体，不易被清除。

2）以磷酸盐类结晶为主，包括无定形磷酸盐、磷酸镁铵、磷酸钙等。

3）常在碱性或近中性尿液中见到，加乙酸可溶解，是正常代谢产生。

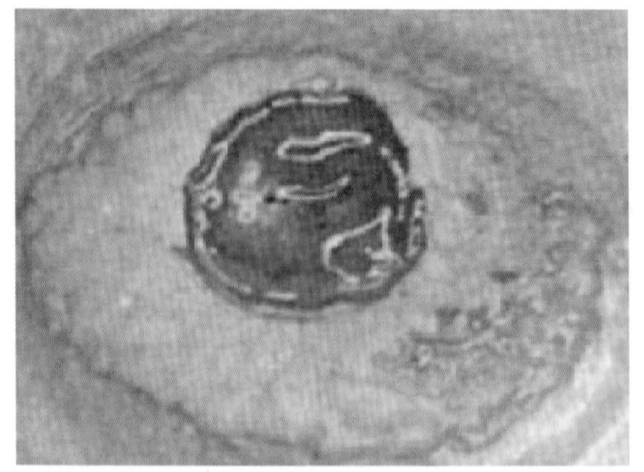

尿酸结晶

（2）尿酸结晶预防措施

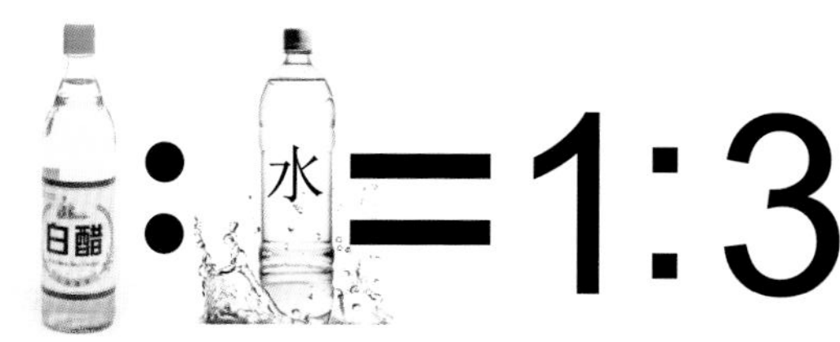

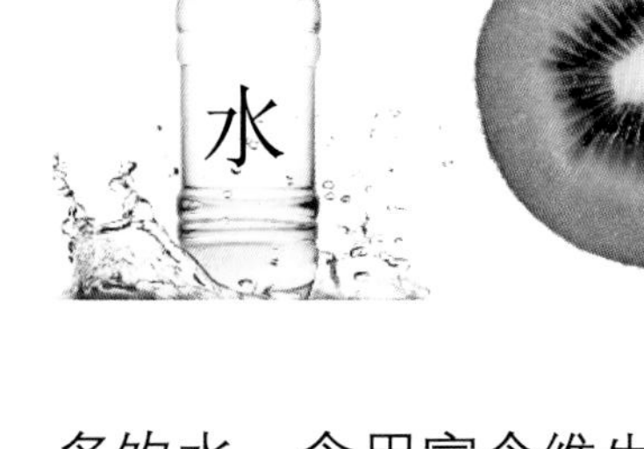

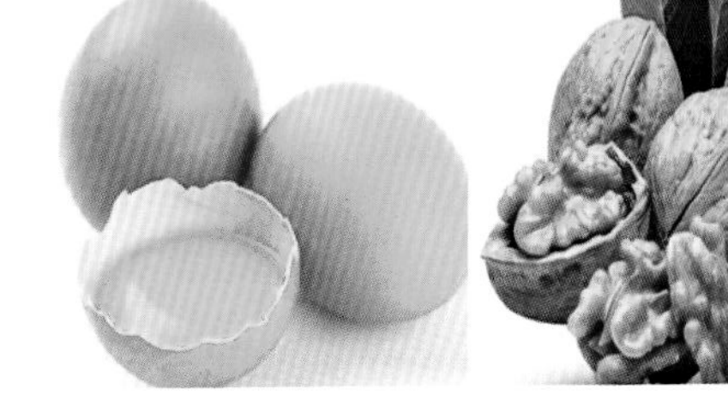

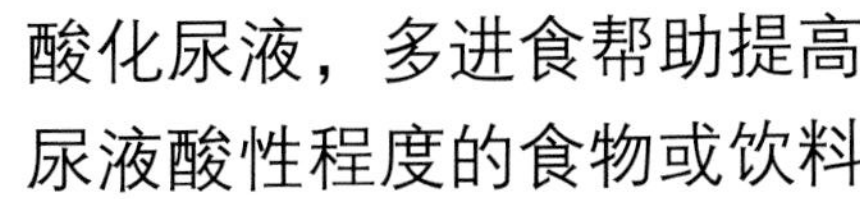

更换造口底盘时用柔软的毛巾蘸白醋水清洗；结晶不易清洗，可先湿敷，再擦拭

多饮水，食用富含维生素 C 的水果

酸化尿液，多进食帮助提高尿液酸性程度的食物或饮料

6. 腹壁疝

（1）腹壁疝表现

1）腹壁疝是一种常见的外科疾病。由于腹壁强度降低、腹内压增加，腹腔内组织或器官连同壁腹膜进入腹壁的薄弱空隙，在腹壁形成疝。

2）最典型的症状是腹部有突起肿块，在行走、咳嗽、用力排便、搬运重物时出现，平卧时肿块变小或消失，症状缓解。

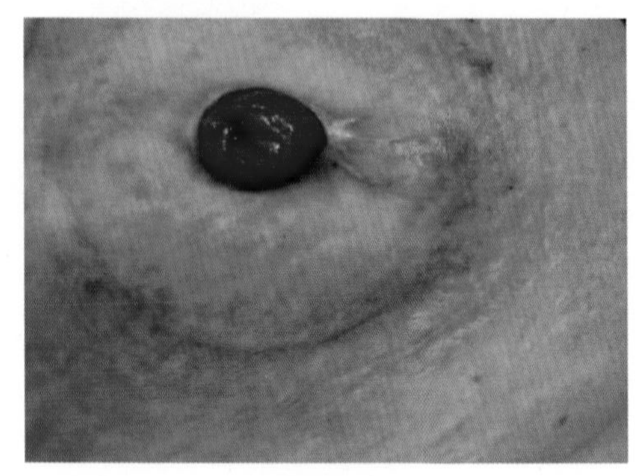

腹壁疝

（2）腹壁疝的预防措施

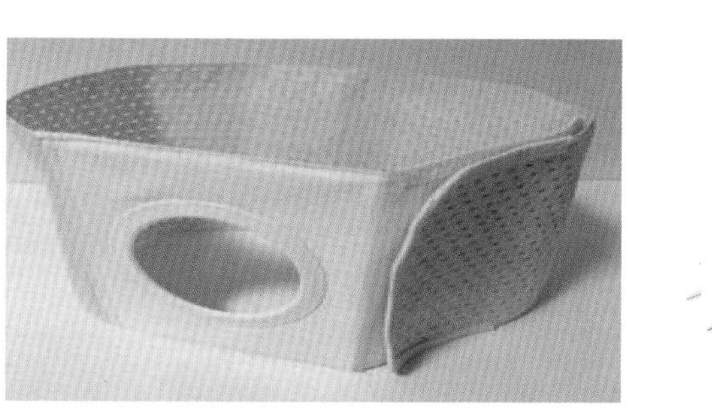

造口术后早期佩戴腰带

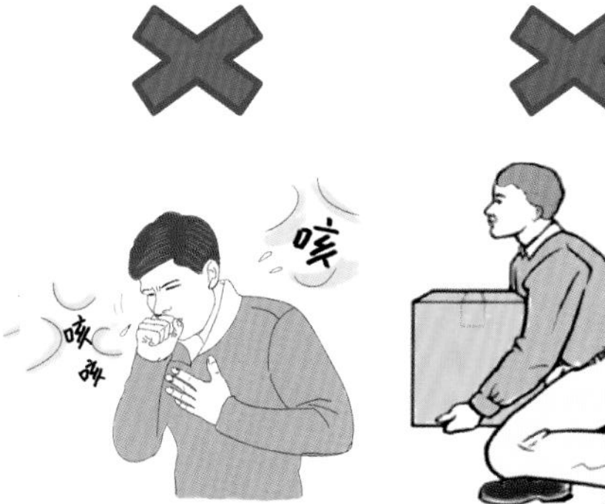

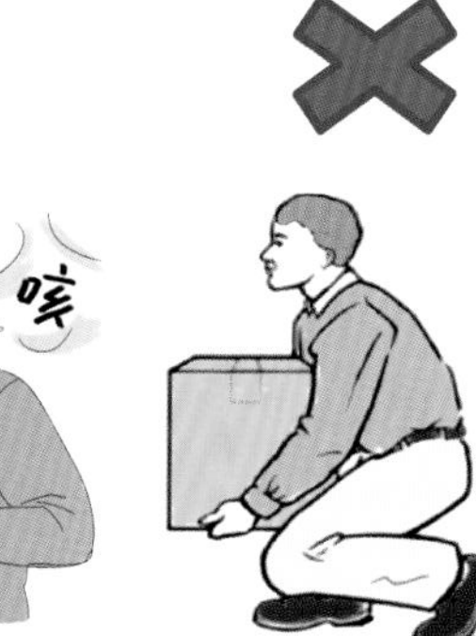

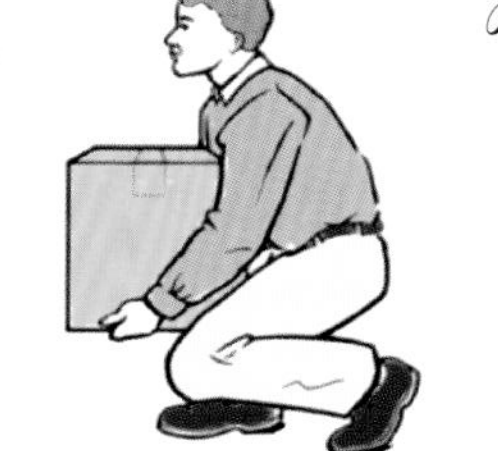

预防长期腹压增大，如长期咳嗽、负重等

腹肌
大网膜
疝囊
小肠
补片

及时告知医生，必要时手术

第三节 健康教育

1. 您知道，您接受的是哪种手术方式吗？

（1）接受膀胱肿瘤电切手术或肿瘤整块切除手术和膀胱部分切除手术的病友，出院后请根据医生制订的方案实施膀胱灌注和膀胱镜检查。

（2）根治性膀胱切除的病友，出院时均携带有输尿管支架管，需2~6个月更换或拔出。如果出现导管阻塞、脱落，发热等症状及时向医生求助，医生立即给予疏通或更换。

（3）病友需每天记录与疾病相关的症状，如实回答随访问题。

（4）知晓主治医师坐诊时间及复诊时间，女性病友应避开月经期就诊。

2. 造口病友何时复查?

疾病康复后，造口和周围皮肤的健康是后续生活质量的保障。出院后对造口进行定期复查十分重要，造口病友要听从医护人员的建议按时复查。

出现以下情况，请立即向医护人员求助：

（1）造口有损伤。

（2）造口处大量或持续出血、排空造口袋时多次发现尿液中含有血液。

（3）造口大小和颜色的异常改变。

（4）尿液流出较平常缓慢或无尿液流出。

（5）发热、寒颤、恶心、呕吐、尿液气味异常或呈絮状、腰背疼痛（可能是尿路感染的迹象）。

（6）不明原因的造口袋持续渗漏。

（7）其他任何造口及周围皮肤异常现象，如造口水肿、造口脱垂、造口周围皮肤粪水性皮炎、造口缺血坏死、造口周围皮肤肉芽肿、腹壁疝等。

3. 造口病友的饮食应该注意什么

（1）饮食平衡，戒烟酒，勿进食霉变、腌制、不洁食品。

（2）多喝水，每天饮水量为2000~3000毫升。

（3）平时多喝果汁、吃新鲜的水果和蔬菜，以摄取充足的维生素C。

（4）一些食物可能改变尿液的颜色和气味，请注意观察。

（5）如果存在肾功能问题，请在医生指导下摄入适量的蛋白质并低盐饮食。

4. 造口病友能洗澡吗？

（1）正常造口不会因为暴露在空气和水中而受到伤害，水不会流入造口，因此，洗澡时可以戴或不戴造口袋。

（2）如果戴着造口袋洗澡，请记得洗澡后更换新的造口袋。

（3）完全可以洗淋浴，但应避免强水流冲击造口黏膜。

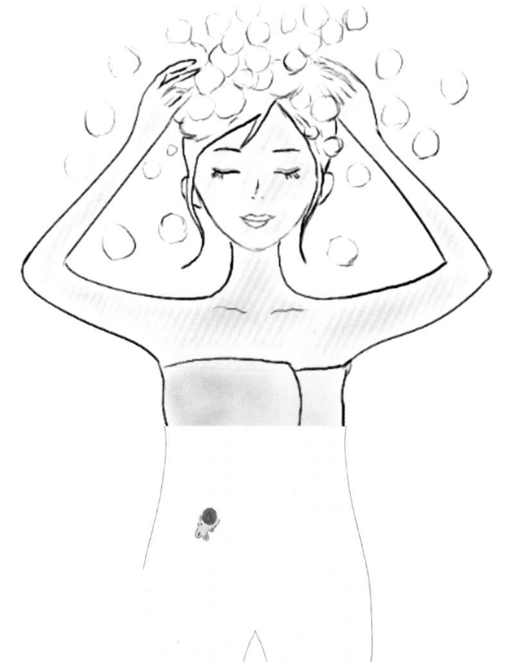

佩戴造口袋沐浴

5. 造口病友尿液中有黏液怎么办?

（1）黏液是尿路造口的正常分泌物，通常呈浅黄色或白色。

（2）可用棉签或小毛巾蘸温水擦拭。

（3）日常应多喝水增加尿量，以冲走黏液。

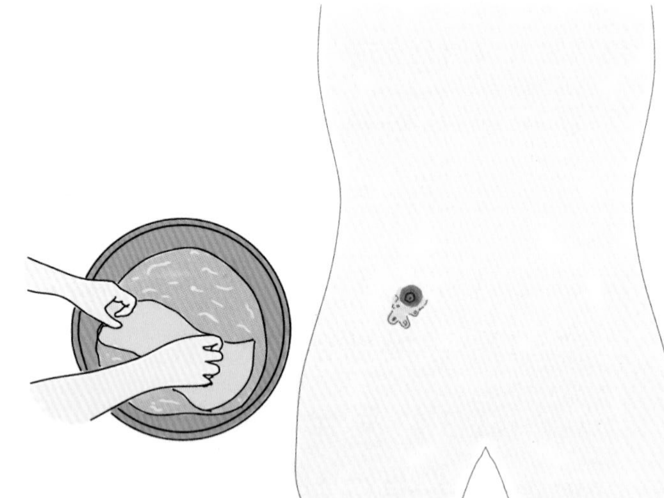
温水擦拭造口黏液

6. 造口用品如何储存？

（1）造口用品储存于干爽的室温环境为宜，避免阳光直射，避免重物压迫，切勿堆积存放。

（2）尿路造口袋内排泄物达1/3~1/2满时，应及时排空。

（3）更换下来的造口袋切勿丢进马桶，以免堵塞下水道。

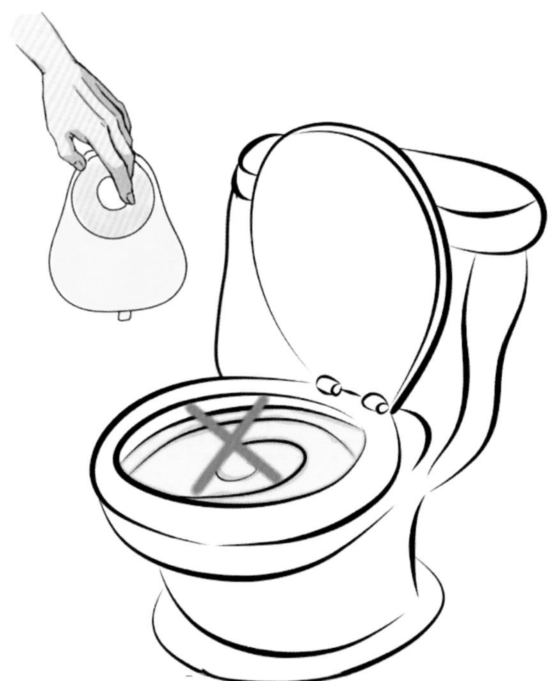

造口袋处理

第四节 随访

出院后如何获得帮助？

（1）电话随访：可拨打医院预留的随访电话主动咨询。

（2）造口门诊随访：可以到造口专科护士门诊现场随访。

（3）造口病友微信交流群随访：微信交流群是一种新型的交流渠道，群内不但配备有专业的人员提供个性化的指导，还有造口病友的经验分享。

（4）被动随访：专业的医护人员会定期通过电话、微信、网络问卷等形式对病友进行随访。

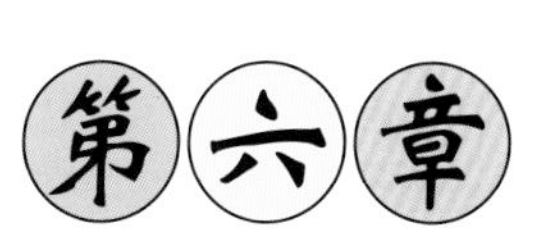

探索与展望

每个人的体内都存在变异的肿瘤细胞，人体内免疫细胞吞噬肿瘤细胞的场景也从未中断，只要您保持好的心态，做到身心愉悦，您的免疫系统将发挥最强大防御功能。您要做的，就是时刻保持良好的心态。不要让恐惧和焦虑情绪干扰您的防御系统。

（1）随着医学技术的不断创新，器官打印技术已经开始进入试验阶段，也许不久的将来，切除的膀胱会被打印的新膀胱替代。

（2）随着基因检测和重组技术的探索，肿瘤可能被完全治愈。

（3）在与膀胱肿瘤竞技的过程中，相信人类最终会战胜肿瘤。

（4）每天都要充满信心，等待胜利的曙光。

附录

1. 饮食

附表 1 日常照护知识及方法

各类	食物	限制饮食	进食频次
普食	正常饮食，易消化、无刺激性食物	限制油炸、坚硬、胀气食物 术后限食豆浆、牛奶和辛辣刺激性食物	建议 3～4 次／日
流质饮食	面汤、米汤、肉汤、蛋花汤、碎菜、鲜果汁、藕粉、蒸蛋羹、肉汤烂面糊、清鸡汤	术后限食豆浆、牛奶和辛辣刺激性食物	建议 4～5 次／日
半流质饮食	米粥、面条、肉松粥、汤面、馄饨、肉末、菜泥、蛋糕、小汤包	术后限食豆浆、牛奶和辛辣刺激性食物	建议 3～4 次／日
无渣饮食	不含任何渣滓，极易消化，呈现流体状态，例如过滤的肉汤、排骨汤、菜汤、米汤、果汁、牛奶、豆浆及稀薄藕粉	术后限食豆浆、牛奶和辛辣刺激性食物	建议 4～6 次／日

附表 2　日常照护知识及方法

各类	食物	限制饮食
禁食	请勿进食任何食物、药物和水（医生建议除外）	任何经口的食物
糖尿病饮食	主食以小米、燕麦为主，少食大米、面条、馒头； 水果类以新鲜低糖水果为主，避免高糖类水果等； 饮品以白开水为主，避免饮酒以及含糖饮料； 餐后 2 小时血糖检测时间应自进食第一口饭开始计时	高热量、高脂肪类食物
低盐低脂饮食	主食以杂粮、黑米、蛋白粉为主；多食瘦猪肉、牛肉、羊肉、鱼类、果蔬、豆类	腌、炸食品，肥肉、奶油、蛋黄
优质蛋白饮食	主食以淀粉为主，如面食、谷类、大米等； 优质蛋白以鸡蛋、牛奶、瘦肉、鱼虾为主	豆制品

2. 尿路造口定位

定位目的：提高病友术后生活质量，降低造口相关并发症发生。

定位方法：肚脐与髂前上棘连线中外1/3，腹直肌上（右利手者建议定位在右侧）。定位原则具体见附表3。

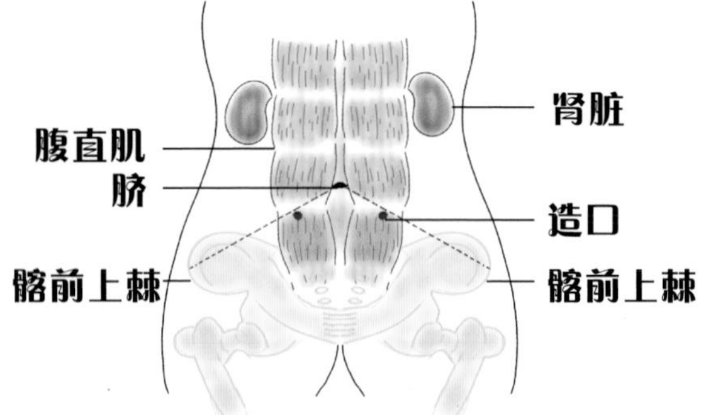

定位方法

附表3　尿路造口要求

病友能看清造口	造口周围皮肤平整
不同体位时都能看清楚造口	造口位于平整皮肤中央，避开凹陷、瘢痕、皱褶、骨性突起
造口位于腹直肌处	**不影响病友生活习惯**
造口是腹壁上的一个薄弱处，在腹压增加等情况下，易形成造口旁疝。造口开口定位于腹直肌处，可预防造口旁疝发生	根据腰带的位置、衣服的松紧度选择合适部位； 从事弯腰、久坐等工作应慎重定位； 若身体形态异常，如脊柱侧弯，造口应定在凸侧

3. 造口用品

（1）造口袋种类

1）一件式造口袋：底盘和袋子为一体，更换时需要整体移除。

2）两件式造口袋：底盘和袋子是分开的，可根据需要随时更换袋子或底盘。

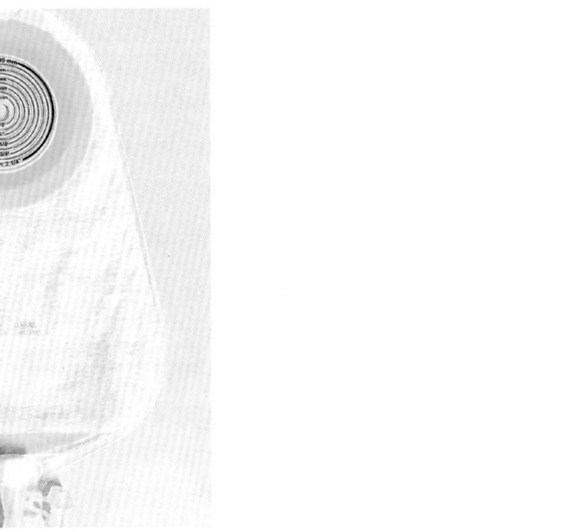

一件式造口袋

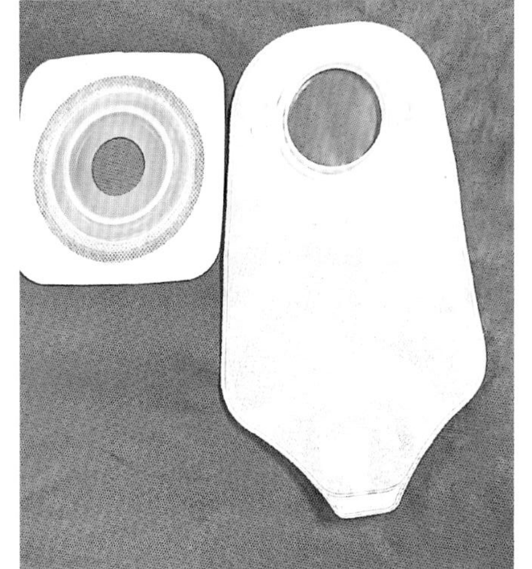

两件式造口袋

（2）造口底盘种类

1）可塑造口底盘：造口底盘无需剪裁。

2）需剪裁造口底盘：造口底盘中心孔需要根据造口的形状进行剪裁。

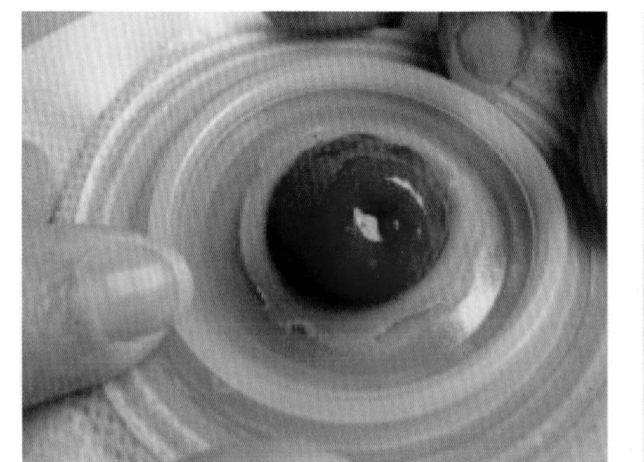

可塑造口底盘

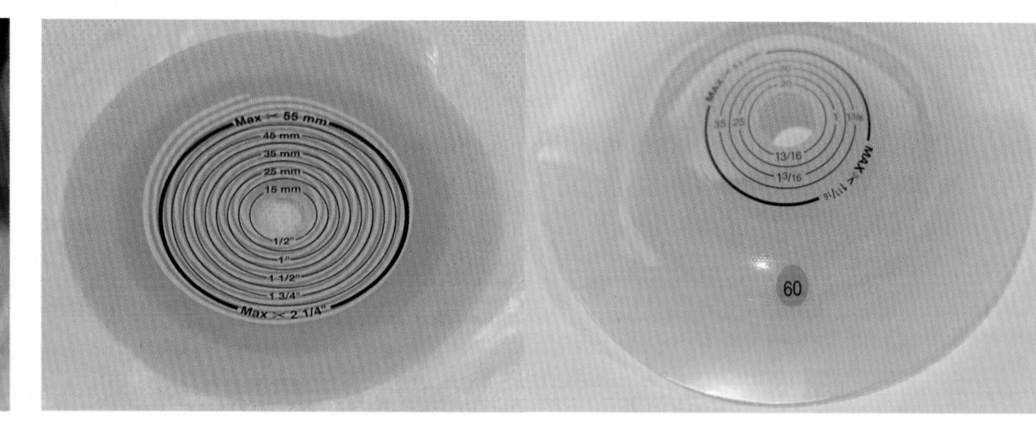

需剪裁造口底盘（含凸面底盘）

（3）造口附属用品

1）黏胶去除剂、造口粉、皮肤保护膜、液体敷料。

2）防漏膏、防漏贴环、防漏条、弹力胶贴、造口腰带等。

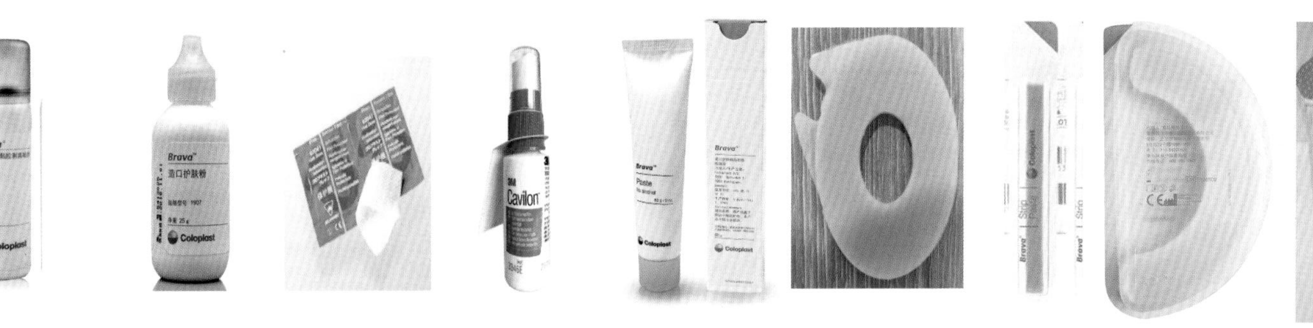

常见造口附属用品及用途

4. 更换尿路造口袋

造口袋更换视频

第一步：揭除

第二步：检查

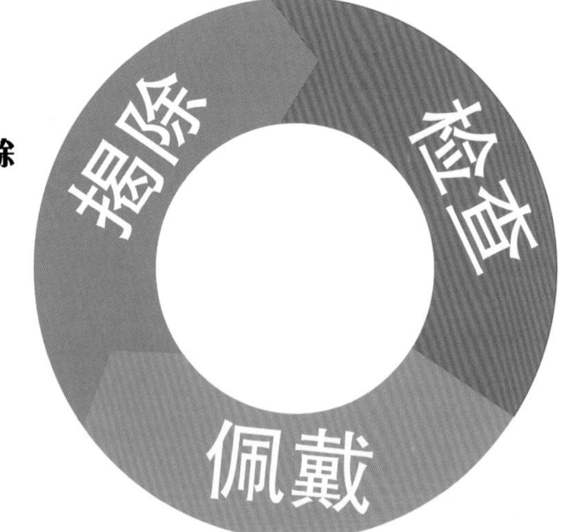

第三步：佩戴

更换尿路造口袋三部曲

更换尿路造口袋的流程如下图。

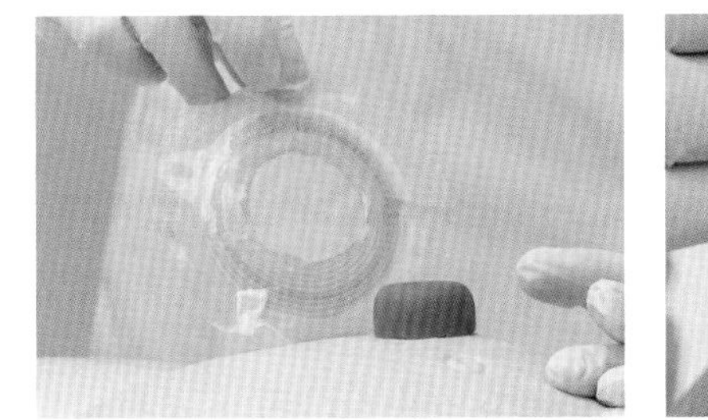

a. 揭除

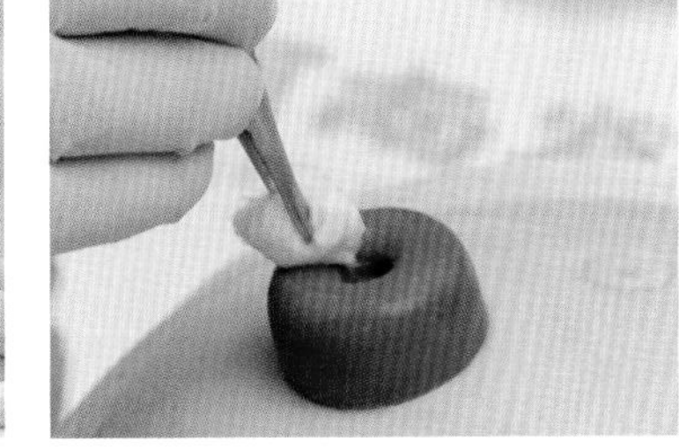

b. 清洗

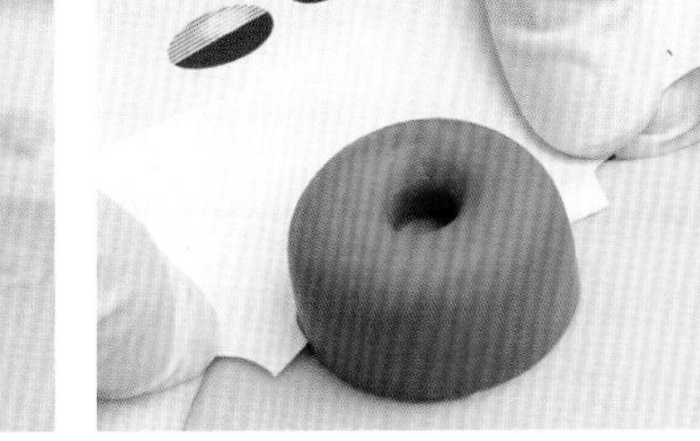

c. 测量

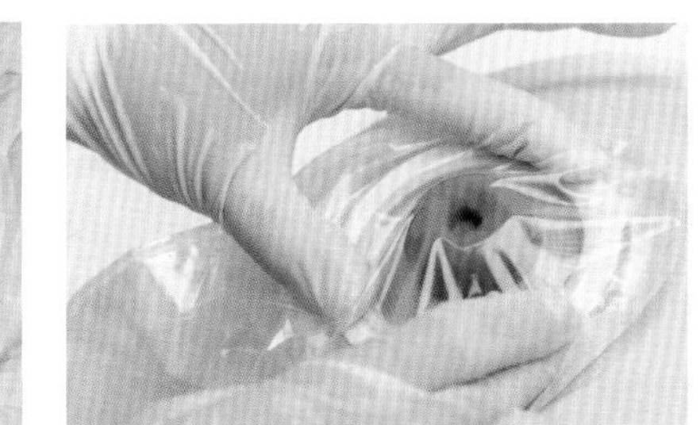

d. 剪裁

e. 撒粉

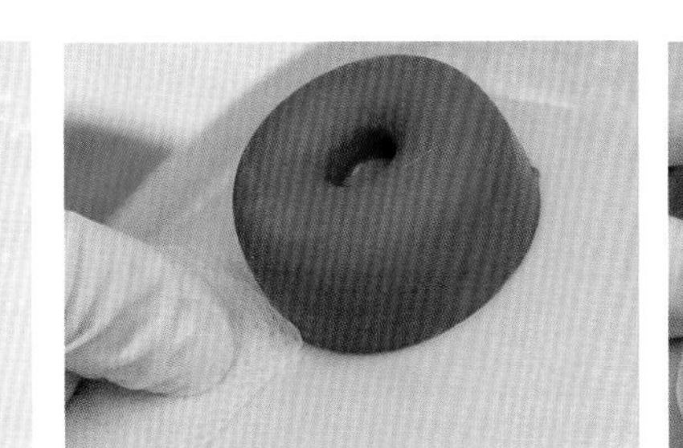

f. 涂膜

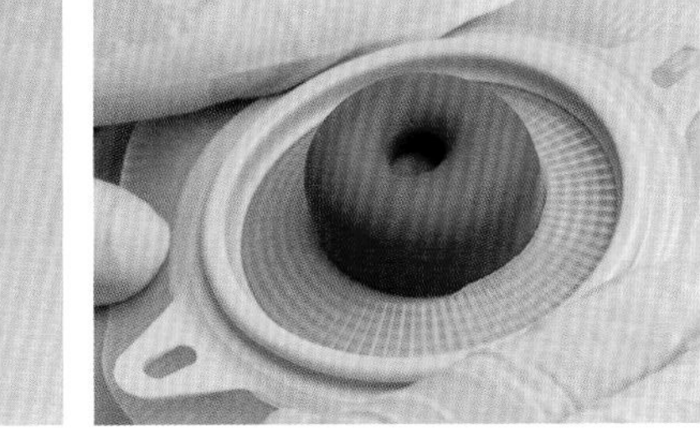

g. 粘贴

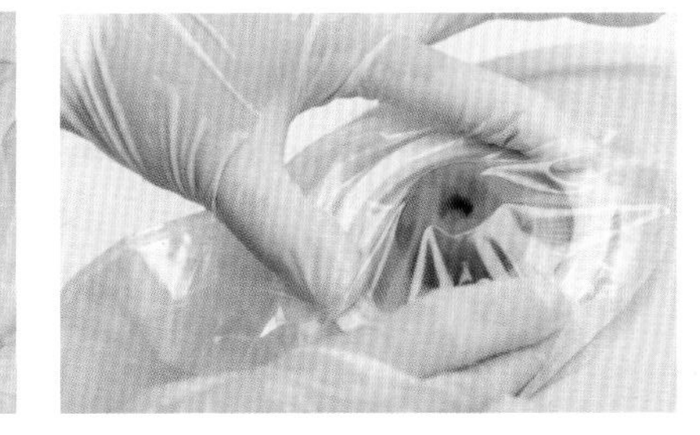

h. 扣合

更换尿路造口袋流程

5. 获得造口袋的途径

（1）出院时建议至少储备造口用品1～3个月用量（尿路造口初期，造口袋每周至少备2个，每月储备不少于10个为宜，粘贴技术成熟后每月储备5～10个，造口附属用品配备适量即可）。

（2）医院是获得造口产品的可靠途径之一，可以到造口门诊购买。

（3）可通过专业的造口服务机构获得造口产品。

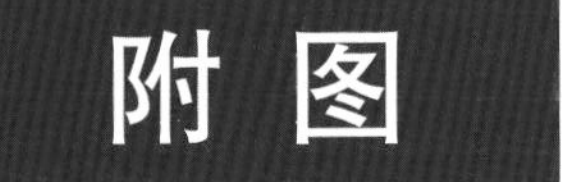

附 图

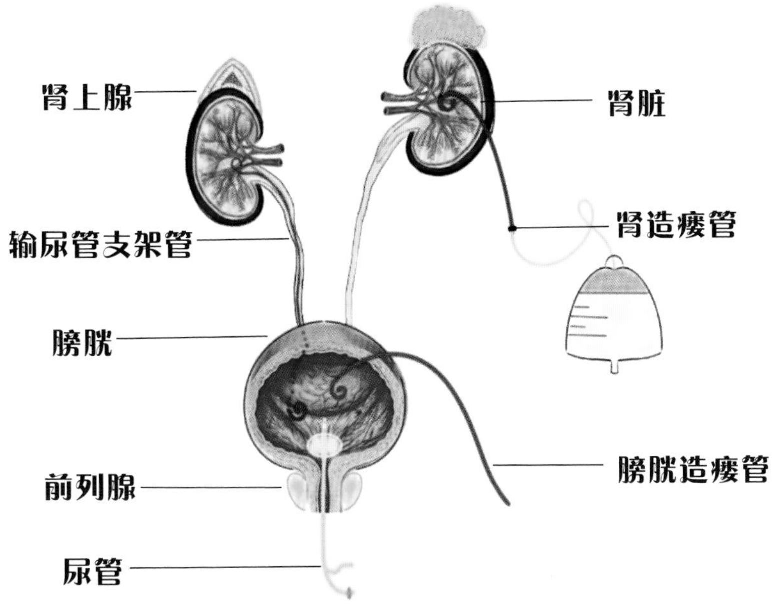

肾上腺
肾脏
输尿管支架管
肾造瘘管
膀胱
前列腺
膀胱造瘘管
尿管

泌尿外科常见管路

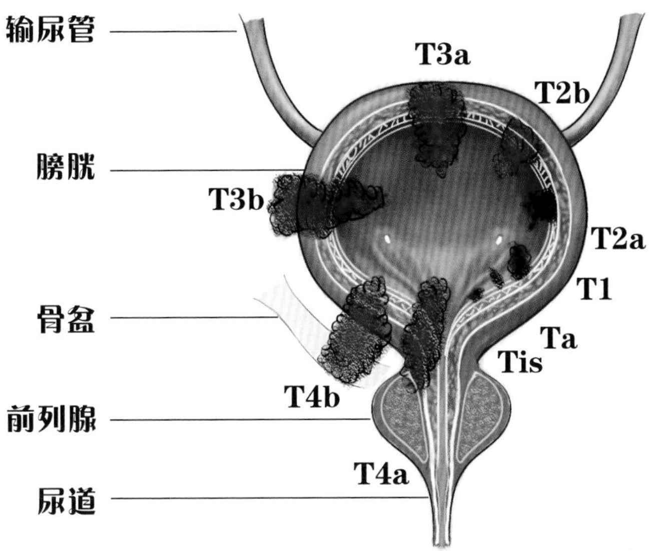

输尿管
T3a
T2b
膀胱
T3b
T2a
T1
骨盆
Ta
Tis
T4b
前列腺
T4a
尿道

膀胱肿瘤分期（ T ）

致读者的一封信

意见征集

尊敬的读者：

您好！本书作为科普读物，编撰的初衷是帮助罹患膀胱肿瘤的病友认识和了解该疾病，不能尽数列出膀胱肿瘤相关内容，因此难免有疏漏或偏颇之处，故不能代替专业书籍，如遇具体问题，还需向专业医护人员求助。本书所涉及图片，有的系绘制而成，可能存在与实际情况不完全相符的情况，望见谅！

真诚地期盼您对本书提出修改意见，我们将竭诚为您服务。

谢谢！

丁德刚

2022年11月11日

别担心，现代医学进展表明，膀胱肿瘤并非不治之症，要学会与肿瘤君共舞——我进你退，你消我长。

您一定要记住：癌症不是绝症！它是一种慢性病。

态度积极，乐观主动，是一切治疗的根本！

上至国家，下至医生、护士、亲人朋友会一直守护在您身旁，帮助您迎战肿瘤。让我们一起加油，战胜病魔！